全国高等医药院校规划教材

供中医学、中药学、药学、护理学、信息管理与信息系统等专业使用

组织胚胎学简明教程

主　编　钟近洁　玛衣拉·阿不拉克
副主编　白生宾　秦　纹
编　委　谌宏鸣　买尔加·阿合买提　海米提·阿布都力木
玛衣拉·阿不拉克　钟近洁　白生宾　张　丽
郭　琼　秦　纹　李秀梅　冯树梅　李　甜
张亚楼　阿不都许库尔·阿不力米提　王新星

科学出版社
北　京

内 容 简 介

本书以尽可能简明精炼的语言，以概要的方式浓缩了不同版本的《组织学与胚胎学》，汇编而成为《组织胚胎学简明教程》。本教程分为13章，每章节都包括了教学大纲中的教学要求、简明教程、实验指导以及自测试题，将理论教学、实验教学与考试要求融合为一本书，减轻了学生负担，精简了教学内容，突出了教学重点，避免了繁琐的习题，优化了教学过程。

本书可供高等医学院校中医学、中药学、护理学、药学以及信息管理与信息系统等非临床专业的学生学习组织胚胎学课程，也是不同专业专科医学生的良师益友。

图书在版编目(CIP)数据

组织胚胎学简明教程 / 钟近洁，玛衣拉·阿不拉克主编. —北京：科学出版社，2011.12

全国高等医药院校规划教材

ISBN 978-7-03-032917-2

Ⅰ.组… Ⅱ.①钟… ②玛… Ⅲ.人体组织学：人体胚胎学-医学院校-教材 Ⅳ.R329.1

中国版本图书馆CIP数据核字(2011)第246763号

责任编辑：李国红 秦致中 / 责任校对：李 影

责任印制：李 彤 / 封面设计：范璧合

科学出版社 出版

北京东黄城根北街16号

邮政编码：100717

http://www.sciencep.com

北京凌奇印刷有限责任公司印刷

科学出版社发行 各地新华书店经销

*

2011年12月第 一 版 开本：787×1092 1/16

2024年 8月第六次印刷 印张：6 3/4

字数：150 000

定价：22.00元

(如有印装质量问题，我社负责调换)

前　　言

本书根据我校组织胚胎教研室多年来的教学经验编写而成。全书共13章，每章内容分为4个部分：①学习要求：分掌握、熟悉和了解三个级别，便于学生重点学习。总学时36学时，理论与实验比为3∶1，理论27学时，实验9学时。②正文部分：本书对每章内容的逻辑层次进行了梳理，突出学习重点，语言通俗易懂，图片均为手绘图，确保清晰准确，做到“必需、实用”，使学生在较短的时间内对组织胚胎学的内容有一个整体的认识。③习题：包括选择题、填空题、判断题、名词解释、简答题和论述题。内容涵盖了本章节的基本知识点，同时突出了难点和易混淆的知识点，以期达到让学习者掌握基本知识的同时又能对一些难点问题有所了解。④实验：其目的是在实验课中对学生起指导作用。学生通过对切片、标本、模型、多媒体和录像的观察及显微镜操作、绘图技巧等技能训练，验证基本理论，加深对理论课内容的理解，从而掌握人体各组织器官的结构和胚胎发育的过程。同时，引导学生树立严谨的科学态度，养成勤于动手、善于观察的习惯，以培养其分析和解决问题的综合能力。

本书适用于高等医学院校中医学、中药学、药学、护理学等非临床专业的学生学习组织胚胎学，以期对他们更好地掌握这门课程有所帮助。

由于我们水平有限，书中难免有不足之处，恳请同仁批评指正，以利改正。本书在编写过程中得到了新疆医科大学大力支持，在此深表感谢。

钟近洁

2011年7月20日于新疆医科大学

目　录

前言

第一章　组织学绪论 …………………………………… (1)

第二章　上皮组织 …………………………………… (6)

第三章　结缔组织 …………………………………… (17)

　第一节　固有结缔组织 …………………………………… (17)

　第二节　血液 …………………………………… (20)

第四章　肌组织 …………………………………… (26)

第五章　神经组织 …………………………………… (31)

第六章　循环系统 …………………………………… (38)

第七章　免疫系统 …………………………………… (44)

第八章　内分泌系统 …………………………………… (50)

第九章　消化系统 …………………………………… (56)

　第一节　消化管 …………………………………… (56)

　第二节　消化腺 …………………………………… (60)

第十章　呼吸系统 …………………………………… (69)

第十一章　泌尿系统 …………………………………… (73)

第十二章　生殖系统 …………………………………… (79)

　第一节　男性生殖系统 …………………………………… (79)

　第二节　女性生殖系统 …………………………………… (82)

第十三章　胚胎发生总论 …………………………………… (89)

第一章　组织学绪论

学习要求

1. 掌握组织学概念。
2. 熟悉组织学切片最常用的染色技术。
3. 熟悉组织学、胚胎学的研究对象和在医学院校学习这门课程的目的。
4. 了解组织学的一些常用研究技术，作为学习以后各章的基础。
5. 了解组织结构的立体形态及其与不同断面形态间的关系。

一、组织学发展概况及研究内容与意义

组织学(histology)与胚胎学(embryology)是相互关联的两门学科，我国医学教育习惯地将它们列为一门基础课程。组织学是研究机体正常微细结构及其相关功能的科学，它是以显微镜观察组织切片为基本方法的，故又称显微解剖学(microanatomy)。从细胞的发现和细胞学说的建立起始，组织学发展迄今为止已有 300 余年历史。英国人 Hooke(1635～1703)用放大镜观察软木塞薄片，首先描述了细胞壁所成的小室，称之为“cell”。意大利人 Malpighi(1628～1694)用放大镜观察了脾、肺、肾等的组织结构，荷兰人 Leeuwenhoek(1632～1723)用较高倍的放大镜发现了精子、红细胞、肌细胞、神经细胞等，荷兰人 Graaf(1641～1673)观察报道了卵泡。法国人 Bichat(1771～1822)用放大镜观察肉眼解剖的组织，并于 1801 年发表的“膜的研究”一文，首次提出“组织”(法文 tissu，原意为编织物)一词，还将人体的组织分为 21 种。德国人 Meyer(1819)又将组织重新分类为 8 种，并创用 Histology 一词。Brown(1831)进而发现了细胞核，对细胞的结构有了初步的认识。在有机体结构长期研究和争议的基础上，德国学者 Schleiden(1804～1881)和 Schwann(1810～1882)于 1838～1839 年分别指出细胞是一切植物和动物的结构、功能和发生的重要单位，创立了细胞学说，成为组织学、胚胎学、生理学、病理学等生命科学发展的重要里程碑，被誉为是 19 世纪自然科学的三大发现(细胞学说、物质和能量守恒定律、达尔文进化论)之一。此后不久，德国学者 Virchow(1821～1902)于 1858 年指出细胞只源于细胞，细胞损害是一切疾病的基础，建立了细胞病理学说，使细胞学说更趋完善。19 世纪中期以后，随着光学显微镜、切片技术及染色方法的不断改进与充实，推进组织学的继续发展。20 世纪初至中期，陆续制成相差显微镜、偏振光显微镜、暗视野显微镜、荧光显微镜、紫外光显微镜等特殊显微镜，并用之于组织学研究；与此同时，组织化学、组织培养、放射自显影等技术也渐建立和完善并广泛应用，组织学研究更趋深入，资料日益丰富。20 世纪 40 年代电子显微镜问世，并不断改进，至今已广泛用于观察细胞和组织的微细结构及其不同状态下的变化，使人类对生命现象结构基础的认识深入到更微细的境界，其中许多重要资料已列为现代组织学的基本内容。

我国组织学研究起始于 20 世纪之初，组织学是从人体解剖学分化出来的一门较年轻的科学。我国老一辈组织学家如马文昭(1886～1965)、鲍鉴清(1893～1982)、王有琪(1899～)、张作干(1907～1969)、李肇特(1913～)、薛社普(1917～)等，他们在学科建设、科学研究和人才培养等方面做出了历史性贡献。

近30年科学技术发展更为迅猛，许多新技术、新设备不断涌现并用之于细胞学和组织学的研究，诸如免疫细胞化学术、单克隆技术、细胞分离术、细胞融合术、显微分光光度计、图像分析仪与立体计量术、同位素示踪术、流式细胞术、蛋白质和核酸的分离提取及原位检测、原位杂交等核酸分子杂交术、X-射线衍射技术、X-射线显微分析术，以及分子重组与基因工程等。这些新技术大多与计算机技术相结合，对细胞进行微观和微量的定性和定量分析，使组织学的研究进入更深入而广阔的境地。

组织(tissue)是由细胞(cell)和细胞外基质(intercellular matrix)组成，众多细胞由细胞间质组合在一起构成细胞群体。细胞是组织的结构和功能单位，高等动物和人体的细胞有成百上千种类型，各种细胞具有一定的形态结构特点，合成与功能相关的特殊蛋白质，表达某种代谢特点和功能活动。细胞外基质是由细胞产生的非细胞物质，包括纤维、基质和不断流动的体液(血浆、淋巴、组织液等)，它们参与构成细胞生存的微环境，起支持、联系、营养和保护细胞的作用，对细胞的分化、运动、信息沟通也有重要影响。组织微环境的稳定是保持细胞增殖、分化、代谢和功能活动的重要条件，微环境成分的异常变动也可使细胞发生病理变化。组织有多种类型，每种组织具有某些共同的形态结构特点和相关的功能。一般传统性将组织分为四种，即上皮组织、结缔组织、肌组织和神经组织，称为基本组织(primary tissue)。但现代组织学的研究愈来愈多地发现，一种组织内的细胞结构和功能往往是多种多样的，它们的起源也不同；因此应认识到，组织分类是一种归纳性的相对意义的概念，不能机械僵化地理解。几种组织相互结合，组成器官(organ)和系统(system)，人体的组成包括神经、内分泌、免疫、循环、皮肤、感官、消化、呼吸、泌尿、生殖等系统。

医学组织学的研究对象是人体，但人体材料来源受限，尤其是许多实验性研究的开展，需选用实验动物为材料。应用显微镜观察机体的组织结构及其形态演变，称为描述组织学。一般光学显微镜下所见的结构，称光镜结构；电子显微镜下显示的结构，称超微结构(ultrastructure)。

不言而喻，学习医学科学必须首先熟悉人体的结构、组成及其基本生命现象，组织学从微观水平阐明机体的结构与相关功能，无疑是医学教育的重要入门课程之一，它为生理学、生物化学、免疫学、病理学以及临床医学等的学习奠定坚实基础。组织学是以微细结构的形态描述为其基本内容，但随着生命科学研究的不断深入，现代组织学的内容与20世纪60年代相比已发生巨大变化。它的内容不断充实、更新和扩展，不仅形态观察更微细深入，而且涉及的领域更为广阔，从整体水平、细胞水平和分子水平探索许多复杂生命现象的物质基础以及环境与生物体的相互关系；不仅与现代生物学和医学的许多重大理论进展相关，而且与人类社会面临的众多实际问题和疾病防治密切相关。

二、组织学研究方法

(一) 一般光学显微镜术

应用一般光学显微镜(简称光镜)观察组织切片是组织学研究的最基本方法。取动物或人体的新鲜组织块，先用固定剂固定，使组织中的蛋白质迅速凝固，防止细胞自溶和组织腐败。常用的固定剂如酒精、甲醛、醋酸等。固定后的组织块用石蜡、火棉胶或树脂等包埋成硬块，以切片机切成5～10μm厚的组织切片，切片贴在载玻片上经脱蜡等步骤后进行染色。组织块也可立即投入液氮(－196℃)内快速冻结，用恒冷箱切片机制成冷冻切片，这种方法制片迅速，细胞内酶活性保存较好，常用于酶组织化学染色。血细胞和分离培养的细胞可直接涂在玻片上，制成涂片。疏松结缔组织和肠系膜等软组织可撕成薄片铺在玻片上（铺片），牙和骨等坚硬组织可磨成薄片（磨片）。组织切片等标本经染色、透明后，以封固剂和盖片封固，即可长期保存，镜下观察。

染色是用染料使组织切片着色，便于镜下观察。天然和人工合成的染料甚多，它们都是含发色团的有机化合物，当染料具有助色团成为盐类物质，即可溶解于水并具电荷，与组织有亲合力，使组织着色。细胞和组织的酸性物质或结构与碱性染料亲合力强者，称嗜碱性（basophilia）；而碱性物质或结构与酸性染料亲合力强者，称嗜酸性（acidophilia）；若与两种染料的亲合力均不强者，称中性（neutrophilia）。常用的酸性染料如伊红、坚牢绿、橙黄 G 等，碱性染料如苏木精、亚甲蓝、碱性品红等。组织学中最常用的是苏木精（hematoxylin）和伊红（eosin）染色法，简称 HE 染色法。苏木精使细胞核内的染色质与胞质内的核糖体着紫蓝色；伊红使细胞质和细胞外基质中的成分着红色。

（二）几种特殊显微镜的应用

1. 荧光显微镜　荧光显微镜（fluorescence microscope）是用来观察标本中的自发荧光物质或以荧光素染色或标记的细胞和结构。荧光显微镜是以高压汞灯产生的短波紫外线为光源，并配有激发、阻断、吸热和吸收紫外线等滤片系统，标本中的荧光物质在紫外线激发下产生各种颜色的荧光，借以研究该荧光物质在细胞和组织内的分布。组织中的自发性荧光物质如神经细胞和心肌细胞等内的脂褐素呈棕黄色荧光，肝贮脂细胞和视网膜色素上皮细胞内的维生素 A 呈绿色荧光等。细胞内的某些成分可与荧光素结合而显荧光，如溴化乙锭与吖啶橙可与 DNA 综合，进行细胞内 DNA 含量测定。荧光显微镜更广泛用于免疫细胞化学研究，以检测抗原的存在与分布。

2. 相差显微镜　相差显微镜（phase contrast microscope）是用于观察组织培养中活细胞形态结构的。活细胞无色透明，一般光镜下不易分辨细胞轮廓及其结构。相差显微镜的特点是将活细胞不同厚度及细胞内各种结构对光产生的不同折射作用，转换为光密度差异（明暗差），使镜下结构反差明显，影像清楚。组织培养研究常用的是倒置相差显微镜，它的光源和聚光器在载物台的上方，物镜在载物台的下方，便于观察贴附在培养器皿底壁上的活细胞。

（三）组织化学和细胞化学术

组织化学（histochemistry）和细胞化学（cytochemistry）技术是通过化学或物理反应原理显示组织切片细胞内某种化学成分，进行定位、定量及其与功能相关的研究。如糖类、脂类、酶、核酸等与试剂发生化学物理反应，形成有色终末产物，在光镜下观察，有的可在电镜下观察。

（四）免疫细胞化学术

免疫细胞化学（immunocytochemistry）术是应用抗原与抗体结合的免疫学原理，检测细胞内多肽、蛋白质及膜表面抗原和受体等大分子物质的存在与分布。这种方法特异性强，敏感度高，进展迅速，应用广泛，成为生物学和医学众多学科的重要研究手段。近年随着纯化抗原和制备单克隆抗体的广泛开展以及标记技术不断提高，免疫细胞化学的进展更是日新月异，不仅用于许多基本理论的研究，并取得重大突破，而且也用于疾病的早期快速诊断等临床实际。

（五）电子显微镜术

1. 透射电镜术 透射电镜(transmission electron microscope，TEM)是以电子束穿透样品(组织的超薄切片)，经聚合放大后，显像于荧光屏上进行观察和摄片的。电镜的放大倍数的分辨率比光镜大得多，放大倍数为几万至几十万倍，分辨率可达 0.2nm。标本制备较光镜的更严格，新鲜组织切成小块，用戊二醛、多聚甲醛、四氧化锇等固定，树脂包埋，以超薄切片机切成厚 50～80nm 的超薄切片，经醋酸铀和柠檬酸铅等重金属电子染色后，置于电镜下观察，标本在荧光屏上呈黑白反差的结构影像。被重金属浸染呈黑色的结构，称电子密度高；反之，浅染的部分称电子密度低。

2. 扫描电镜术 扫描电镜(scanning electron microscope，SEM)是用于观察组织表面的立体结构的。组织块经固定后，置于真空镀膜仪内干燥，在标本表面先后喷镀一层碳膜和合金膜，即可置于镜下观察。扫描电镜的样品表面的金属膜可提高其导电性和图像反差，在荧光屏上扫描成像，呈现富有立体感的表面图像，如细胞表面的突起、微绒毛、纤毛及细胞的分泌与吞噬行为等。

（六）其他常用技术

同位素标记法、原位杂交术、细胞和细胞化学定量术和组织培养术等。

三、组织学与胚胎学学习方法的几个要点

学习组织学与胚胎学应注意以下几方面：

1. 平面与立体的关系 切片和照片所显示的是细胞、组织和器官的平面结构，同一结构由于切面不同而呈现一定形态差异；通过细胞、组织、器官的平面结构的观察，还应建立对它们立体的整体结构的认识。因此应注意从平面结构的观察，树立整体结构的概念。目前则应用微机图像处理技术，在荧光屏上显示细胞和组织的三维重建图像。

2. 结构与功能相联系 每种细胞、组织和器官都有一定的形态结构特点，这些特点往往是它们行使一定功能的结构基础，两者密切相关。例如构成肌组织的肌细胞，形态细长，含有大量纵行肌丝，是细胞收缩的物质基础；上皮组织则细胞排列紧密，具有吸收和保护等功能相关结构。又如消化管是连续的管道，而食管、胃、小肠和大肠的黏膜又各有特点，它们与各段的相应功能相关。因此，结构与功能相结合既能达到深入理解，融会贯通，又可抓住要点，掌握规律。

3. 从静态结构了解动态变化 生活的细胞和组织是始终处于动态变化之中，在细胞分化，代谢和功能活动过程，其微细结构也有相应变化，细胞还不断增殖、运动、死亡和更新。即使是非细胞的间质成分包括坚硬的牙和骨的间质，也不断地被吸收和重建。胚胎时期的生长发育变化则更为显著。但在切片中所见的结构都是某一时刻的静态形象，所以要善于从组织的静态时相理解其动态变化。

4. 纵横联系深化认识组织学 从基本组织至各器官系统是阐述有机体统一整体的不可分割的部分，许多内容前后关联，相互印证。如细胞的结构与功能是组织学的基础，贯穿于全书始末；由细胞和细胞间质构成的各种组织组成不同的器官，器官的功能不仅建立在相关细胞特性的基础上，也与细胞间质及血管和神经的分布密切有关。又如细胞间连接结

构不仅存在于上皮组织内，而且也分布在其他组织的细胞之间，并参与组织和器官的重要功能活动；淋巴细胞、内分泌细胞、神经细胞等更是在机体生命活动的整体网络中起广泛而重要的作用。

习　　题

一、选择题

1. 石蜡包埋的切片常用的染色方法是(　　)
   A. 镀银染色　　B. 弹性染色　　C. Giemsa 染色
   D. HE 染色　　E. 特殊染色
2. 光镜组织切片和电镜组织切片(　　)
   A. 均为超薄切片　　B. 均用化学染料染色　　C. 均可制冷冻切片
   D. 均为固定组织　　E. 均为石蜡切片
3. 光学显微镜最高的分辨率可达(　　)
   A. 0.2nm　　B. 0.2μm　　C. 0.02μm
   D. 2μm　　E. 5μm
4. 用于光镜观察的组织切片的厚度一般为(　　)
   A. 1～2nm　　B. 50～80nm　　C. 200～400nm
   D. 1～2μm　　E. 5～10μm
5. 用于透射电镜观察的组织切片的厚度一般为(　　)
   A. 50～80nm　　B. 100～500nm　　C. 5～10nm
   D. 1～2μm　　E. 1～2nm

二、填空题

1. 苏木素和伊红染色简称为________。
2. 苏木素是一种______染料，使细胞核染为______色，伊红是______染料，使细胞质染为______色。

三、判断题

1. 一种组织中的细胞，它们的起源、形态结构和功能表达都是相同或近似的。(　　)
2. 碱性染料的盐溶液具正电荷，酸性染料的盐溶液具负电荷。(　　)
3. 组织在固定包埋后才能做组织切片。(　　)
4. 组织学是研究机体微细结构及其相关功能的科学。(　　)

四、名词解释

1. HE 染色　　2. 嗜酸性　　3. 嗜碱性

五、简答题

简述组织的定义及种类。

六、论述题

试述 HE 染色法的步骤及原理。

第二章 上皮组织

学习要求

1. 掌握上皮组织的一般特点和分类。
2. 掌握各种被覆上皮的结构特点和功能。
3. 掌握上皮细胞游离面的光镜结构。
4. 熟悉上皮细胞游离面的超微结构特点和功能。
5. 熟悉内分泌腺和外分泌腺的一般特点。
6. 了解腺细胞、腺上皮和腺的概念。

上皮组织(epithelial tissue)由上皮细胞紧密排列组成。具有以下特点:①细胞密集排列,形状较规则,细胞间质很少,大部分上皮覆盖于身体表面和衬贴在有腔器官的腔面。②上皮组织的细胞呈现明显的极性,即细胞的两端在结构和功能上具有明显的差别。上皮细胞的一面朝向身体表面或有腔器官的腔面,称游离面;与游离面相对的另一面朝向深部的结缔组织,称基底面。上皮细胞基底面附着于基膜,基膜是一薄膜,上皮细胞借此膜与结缔组织相连。③上皮组织中没有血管,细胞所需的营养依靠结缔组织内的血管透过基膜供给。④上皮组织具有保护、吸收、分泌和排泄等功能,位于身体不同部位和器官的上皮常以某种功能为主。如身体表面上皮的功能主要为保护作用,而消化管腔面的上皮除有保护作用外,还有吸收和分泌功能。腺上皮的功能主要是分泌。

根据上皮组织的形态和功能分为:①被覆上皮:覆盖于体表或衬于体内腔、管、囊的内面。②腺上皮: 以分泌功能为主的上皮。③感觉上皮:具有特殊特定理化刺激的上皮。

一、被覆上皮

(一) 被覆上皮的类型和结构

被覆上皮(covering epithelium)是按照上皮细胞层数和细胞形状进行分类的。单层上皮(simple epithelium)由一层细胞组成,所有细胞的基底端都附着于基膜,游离端可伸到上皮表面。复层上皮(stratified epithelium)由多层细胞组成,最深层的细胞附着于基膜上。上皮又根据细胞的形状(单层上皮)或浅层细胞的形状(复层上皮)进一步分类。将细胞的层数和细胞形状两个因素结合在一起。可将被覆上皮分为多种。

1. 单层扁平(鳞状)上皮(simple squamous epithelium) 很薄,只由一层扁平细胞组成。由表面看,细胞呈不规则形或多边形,核椭圆形,位于细胞中央,细胞边缘呈锯齿状或波浪状,互相嵌合。由上皮的垂直切面看,细胞核呈扁形,胞质很薄,只有含核的部分略厚(图 2-1)。

衬贴在心、血管和淋巴管腔面的单层扁平上皮称内皮(endothelium)。内皮细胞很薄,大多呈梭形,游离面光滑,有利于血液和淋巴液流动及物质透过。分布在胸膜、腹膜和心包膜表面的单层扁平上皮称间皮(mesothelium),细胞游离面湿润光滑,便于内脏运动。

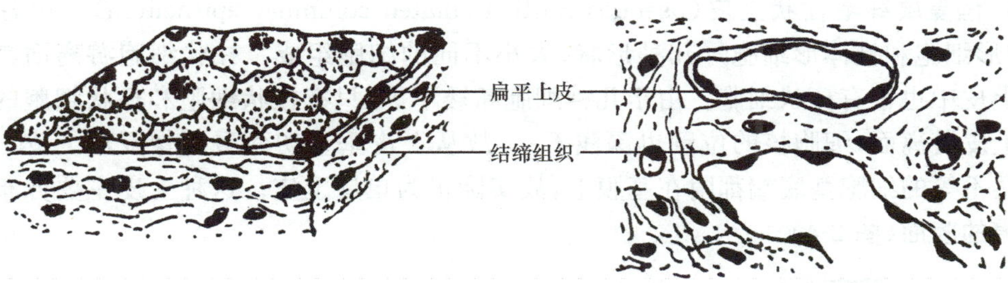

图 2-1 单层扁平上皮模式图

2. 单层立方上皮(simple cuboidal epithelium) 由一层立方形细胞组成。从上皮表面看,每个细胞呈六角形或多角形;由上皮的垂直切面看,细胞呈立方形。细胞核圆形、位于细胞中央。这种上皮见于肾小管等处(图 2-2)。

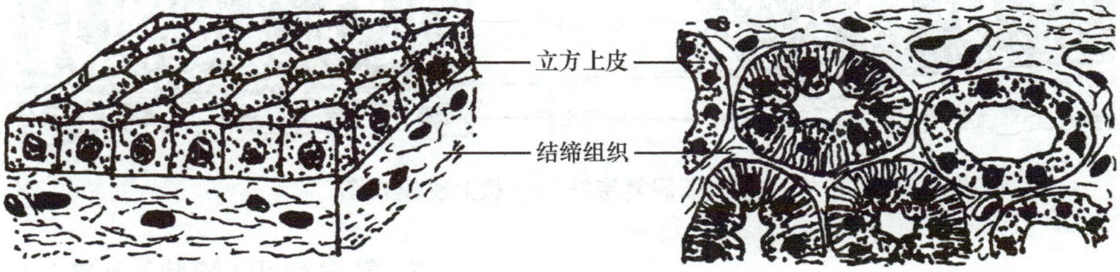

图 2-2 单层立方上皮模式图

3. 单层柱状上皮(simple columnar epithelium) 由一层棱柱状细胞组成。从表面看,细胞呈六角形或多角形;由上皮垂直切面看,细胞呈柱状,细胞核长圆形,多位于细胞近基底部。此种上皮大多有吸收或分泌功能 。在小肠和大肠腔面的单层柱状上皮中,柱状细胞间有许多散在的杯状细胞(goblet cell)。杯状细胞形似高脚酒杯,细胞顶部膨大,充满黏液性分泌颗粒,基底部较细窄。胞核位于基底部,常为较小的三角形或扁圆形,染色质浓密,着色较深。杯状细胞是一种腺细胞,分泌黏液,有滑润上皮表面和保护上皮的作用(图 2-3)。

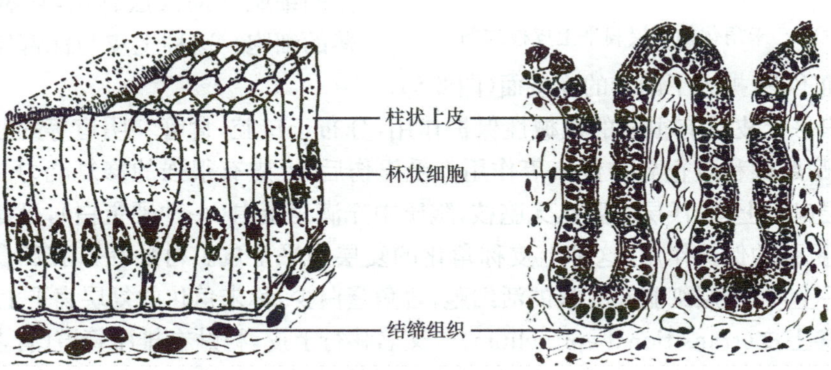

图 2-3 单层柱状上皮模式图

被覆在子宫和输卵管等腔面的单层柱状上皮,细胞游离面具有纤毛,称单层纤毛柱状上皮(simple ciliated columnar epithelium)。

4. 假复层纤毛柱状上皮(pseudostratified ciliated columnar epithelium) 由柱状细胞、梭形细胞和锥体形细胞等几种形状、大小不同的细胞组成。柱状细胞游离面具有纤毛。上皮中也常有杯状细胞。由于几种细胞高矮不等,只有柱状细胞和杯状细胞的顶端伸到上皮游离面,细胞核的位置也深浅不一,故从上皮垂直切面看很像复层上皮。但这些高矮不等的细胞基底端都附在基膜上,故实际仍为单层上皮。这种上皮主要分布在呼吸管道的腔面(图 2-4)。

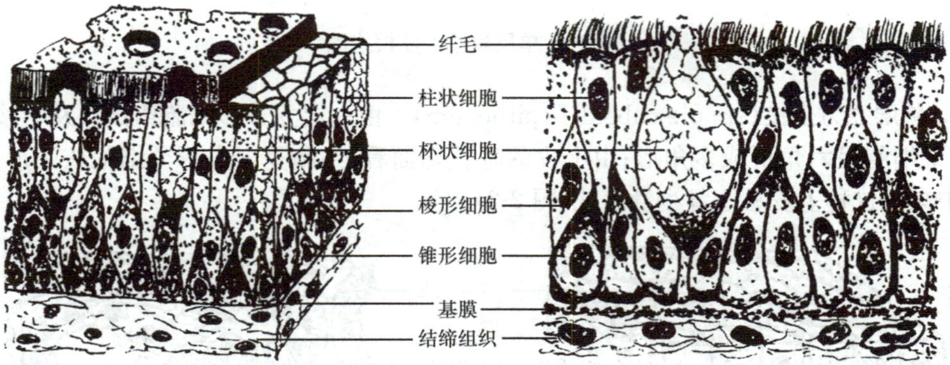

图 2-4 假复层纤毛柱状上皮模式图

5. 复层扁平(鳞状)上皮(stratified squamous epithelium) 由多层细胞组成,是最厚的一种上皮。由上皮的垂直切面看,细胞的形状和厚薄不一。紧靠基膜的一层细胞为立方形或矮柱状,此层以上是数层多边形细胞,再上为梭形细胞,浅层为几层扁平细胞。最表层的扁平细胞已退化,并不断脱落。基底层的细胞较幼稚,具有旺盛的分裂能力,新生的细胞渐向浅层移动,以补充表层脱落的细胞。这种上皮与深部结缔组织的连接面弯曲不平,扩大了两者的连接面(图 2-5)。

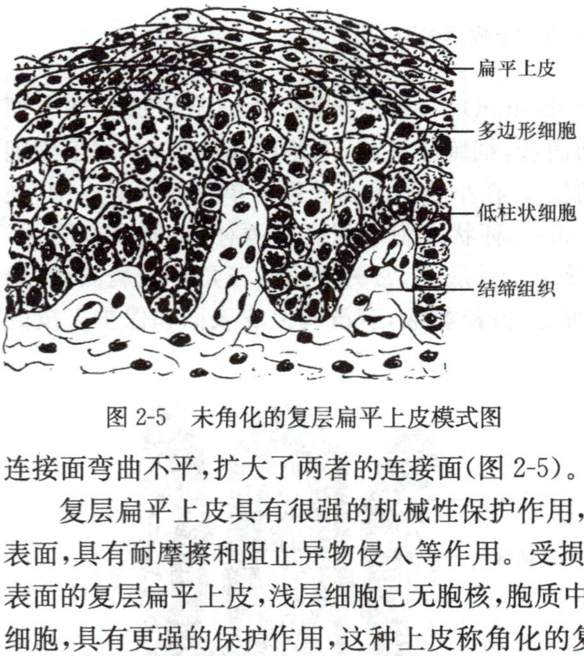

图 2-5 未角化的复层扁平上皮模式图

复层扁平上皮具有很强的机械性保护作用,分布于口腔,食管和阴道等的腔面和皮肤表面,具有耐摩擦和阻止异物侵入等作用。受损伤后,上皮有很强的修复能力。位于皮肤表面的复层扁平上皮,浅层细胞已无胞核,胞质中充满角蛋白(一种硬蛋白),已是干硬的死细胞,具有更强的保护作用,这种上皮称角化的复层扁平上皮。衬贴在口腔和食管等腔面的复层扁平上皮,浅层细胞是有核的活细胞,含角蛋白少,称未角化的复层扁平上皮。

6. 变移上皮(transitional epithelium) 又名移行上皮,衬贴在排尿管道(肾盏、肾盂、输尿管和膀胱)的腔面。变移上皮的细胞形状和层数可随所在器官的收缩与扩张而发生变化。如膀胱缩小时,上皮变厚,细胞层数较多,此时表层细胞呈大立方形,胞质丰富,有的细胞含两个细胞核;中层细胞为多边形,有些呈倒置的梨形;基底细胞为矮柱状或立方形。当膀胱充盈扩张时,上皮变薄,细胞层数减少,细胞形状也变扁(图 2-6)。

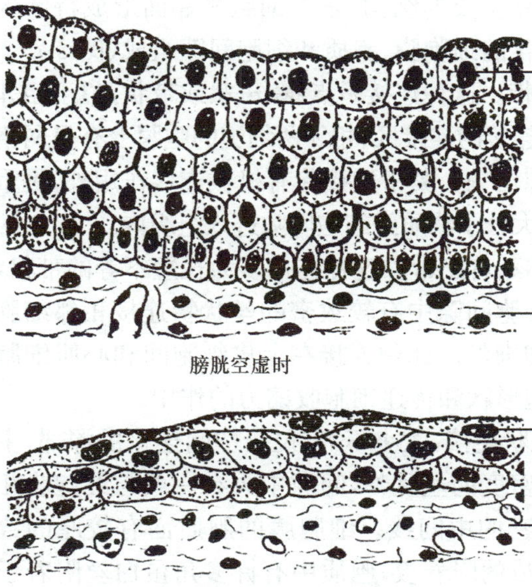

图 2-6 变移上皮模式图

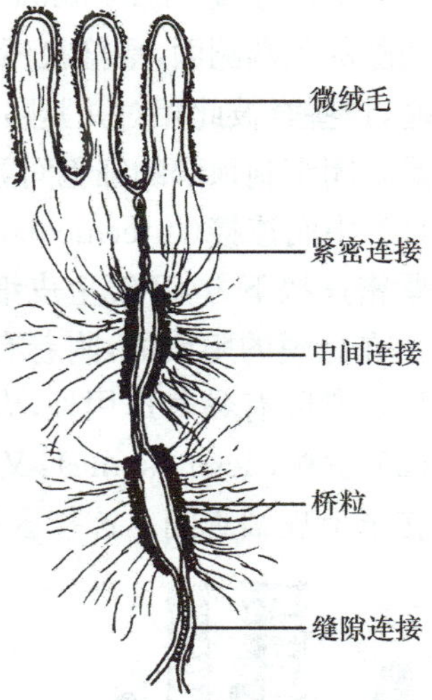

图 2-7 细胞连接超微结构模式图

（二）上皮组织的特殊结构

上皮组织与其功能相适应，在上皮细胞的各个面常形成不同的特殊结构。

1. 上皮细胞的游离面

（1）细胞衣(cell coat)：又称糖衣，为一薄层绒毛状的复合糖，包括糖蛋白、糖脂及蛋白多糖，上皮细胞的游离面细胞衣尤为显著。细胞衣具有黏着、支持、保护、物质交换及识别等功能。

（2）微绒毛(microvillus)：是上皮细胞游离面伸出的细小指状突起，在电镜下才能清楚辨认。具有活跃吸收功能的上皮细胞有许多较长的微绒毛，且排列整齐，在高倍镜下可见细胞游离面显纵纹状的纹状缘或刷状缘。电镜下可见微绒毛表面为细胞膜，内为细胞质。微绒毛直径约 0.1μm，长度因细胞种类或细胞生理状态的不同而有很大差别。绒毛轴心的胞质中有许多纵行的微丝。微丝一端附着于微绒毛尖端；另一端下伸到细胞顶部，附着于此部胞质中的终末网。微绒毛显著地扩大了细胞的表面积，参与细胞吸收物质的作用(图 2-7)。

（3）纤毛(cilium)：是细胞游离面伸出的能摆动的较长的突起，比微绒毛粗且长，在光镜下能看见。一个细胞可有几百根纤毛。纤毛长约 5～10μm，粗约 0.2μm，具有一定方向节律性摆动的能力。许多纤毛的协调摆动像风吹麦浪起伏，把黏附在上皮表面的分泌物和颗粒状物质向一定方向推送。例如呼吸道大部分的腔面为有纤毛的上皮，由于纤毛的定向摆动，可把被吸入的灰尘和细菌等排出。

纤毛的内部结构比微绒毛复杂。电镜下可见纤毛表面有细胞膜，内为细胞质，其中有纵向排列的微管。微管的排列有一定规律，中央为 2 条完整的微管。周围为 9 组成对的双联微管。

2. 上皮细胞的侧面 在细胞紧密的组织，细胞排列密集，细胞间隙很窄。细胞间隙中充满相邻细胞的细胞衣，有较强的细胞黏着作用，有些细胞的相邻面凹凸不平，互相嵌合，又进一步加强了细胞彼此的结合。细胞间结合更重要的结构，是在细胞相邻面形成特殊构造的细胞连接。细胞连接由相邻细胞间局部特化的细胞膜、胞质和细胞间隙组成（图 2-7）。

（1）紧密连接（tight junction）：又称闭锁小带。这种连接呈点状、斑状或带状，位于相邻细胞间隙的顶端侧面，呈箍状环绕细胞。在紧密连接的连接区、相邻两细胞的胞膜上有呈网格状的嵴，这些脊彼此相对并紧贴在一起，细胞间隙消失。紧密连接除有机械连接作用外，更重要的是封闭细胞顶部的细胞间隙，阻挡细胞外的大分子物质经细胞间隙进入组织内。

（2）中间连接（intermediate junction）：又称黏着小带。这种连接多为长短不等的带状，位于紧密连接下方，环绕上皮细胞顶部。相邻细胞间隙中有较致密的丝状物连接相邻细胞的膜。在胞膜的胞质面，附着有薄层致密物质和细丝。此种连接在上皮细胞间和心肌细胞间常见。它除有黏着作用外，大概还有保持细胞形状和传递细胞收缩力的作用。

（3）桥粒（desmosome）：又称黏着斑。呈斑状连接，大小不等，位于中间连接的深部，主要存在于上皮细胞间。连接区的细胞间隙有低密度的丝状物，间隙中央有一条与细胞膜相平行而致密的中间线。细胞膜的胞质面有较厚的致密物质构成的附着板，胞质中有许多角蛋白丝附着于板中，并常折成袢状返回胞质，起固定和支持作用。桥粒是一种很牢固的细胞连接，在易受机械性刺激和摩擦的复层扁平上皮中多见。

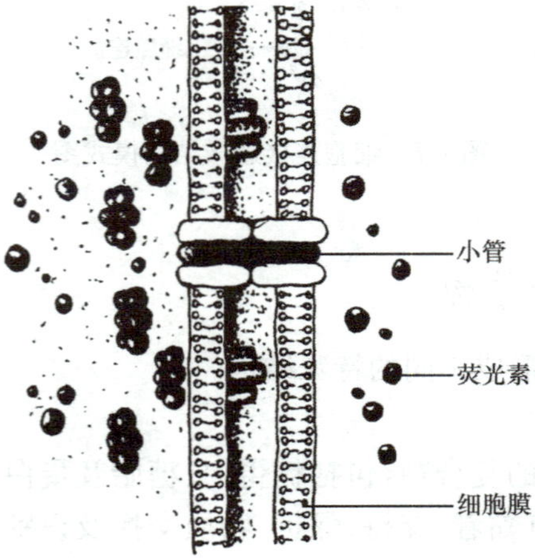

图 2-8　缝隙连接超微结构模式图

（4）缝隙连接（gap junction）：又称通讯连接。这种连接呈斑状，位于柱状上皮深部。此处细胞间隙很窄，并见相邻两细胞的间隙中有许多间隔大致相等的连接点，它们是许多配布规律的柱状颗粒，由 6 个亚单位并合组成，中央有管腔，成为细胞间直接交通的管道。这种连接广泛存于多种细胞间，可供细胞相互交换某些小分子物质和离子，借以传递化学信息，调节细胞的分化和增殖（图 2-8）。

3. 上皮细胞的基底面

（1）基膜（basement membrane）：又称基底膜。是上皮基底面与深部结缔组织间的薄膜。基膜含有Ⅳ型胶原蛋白、层黏连蛋白和硫酸乙酰肝素蛋白多糖。电镜下可将基膜分为三层：紧贴在上皮细胞基底面的一层为透明板，为电子致密度低的薄层；其下面为电子致密度高的均质层，称致密板；第三层为网织板，位于致密板之下，由网状纤维和基质构成。基膜厚薄不一，薄者仅由透明板和致密板组成。基膜除有支持和连接作用外，还是半透膜，有利于上皮细胞与深部结缔组织进行物质交换。基膜还能引导上皮细胞移动并影响细胞的分化。

（2）质膜内褶（plasma membrane infolding）：是上皮细胞基底面的细胞膜折向胞质所形成的许多内褶。质膜内褶的主要作用是扩大细胞基底部的表面积，有利于水和电解质的迅速转运。由于转运过程中需要消耗能量，故在质膜内褶附近的胞质内，含有许多纵行排列的线粒体（图 2-9）。

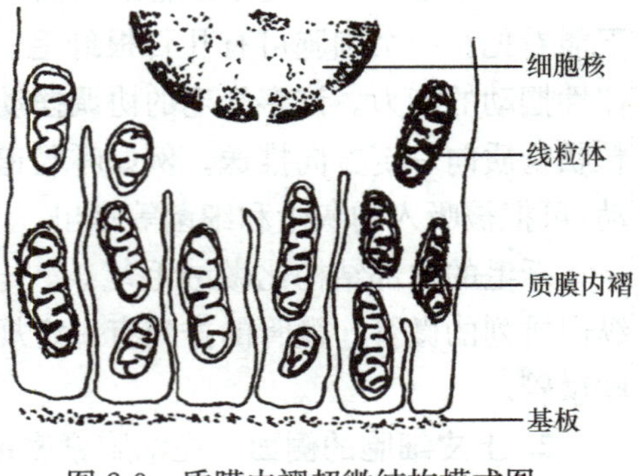

图 2-9　质膜内褶超微结构模式图

二、腺上皮和腺

人体中还有许多主要行使分泌功能的上皮，这些上皮称腺上皮(glandular epithelium)。以腺上皮为主要成分组成的器官称腺(gland)。腺细胞的分泌物中含酶、糖蛋白(也称黏蛋白)或激素等，各有特定的作用。

(一) 外分泌腺和内分泌腺

上皮细胞分裂增殖，形成细胞索，长入深部的结缔组织中，分化成腺。如形成的腺有导管通到器官腔面或身体表面，分泌物经导管排出，称外分泌腺(exocrine gland)，如汗腺、胃腺等；如果形成的腺没有导管，分泌物经血液和淋巴输送，称内分泌腺(endocrine gland)，如甲状腺、肾上腺等。

(二) 外分泌腺的结构的分类

按组成外分泌的细胞数目，外分泌腺可分为单细胞腺和多细胞腺。前述的杯状细胞就是单细胞腺，但人体中大多数腺是多细胞腺。多细胞腺大小不等，一般都由分泌部和导管两部分组成。

1. 分泌部 形状为管状、泡状或管泡状。泡状和管泡状的分泌部常称腺泡(acinus)。分泌部一般由一层细胞组成，中央有腔。根据分泌部的形状，腺可分为管状腺、泡状和管泡状腺。

组成分泌部的腺细胞结构，因腺的种类和分泌物性质的不同而有显著差别，可将腺分为以下几种类型：①浆液性腺(serous gland)，腺的分泌部都由浆液性细胞组成；②黏液性腺(mucous gland)，腺的分泌部都由黏液性细胞组成；③混合性腺(mixed gland)，是指由浆液性细胞和黏液性腺泡共同组成的腺，并常有由浆液性细胞和黏液性细胞一起组成的混合性腺泡。

2. 导管(duct) 与分泌部直接通连，由单层或复层上皮构成。导管主要是排出分泌物，但有些腺的导管还有吸收水和电解质及排泌作用。导管有无分支也是外分泌腺分类的一个依据。有些腺的一个或几个分泌部通连一条不分支的导管，称单腺(simple gland)；有些腺的导管分成大小不等的几级分支，最小的导管末端通连分泌部，称复腺(compound gland)。通常是把分泌部的形状和导管是否分支两个因素结合在一起，将腺进行分类的。

习 题

一、选择题

1. 未角化复层鳞状(扁平)上皮分布在下列哪个器官？( )
   A. 食管 B. 气管 C. 输卵管 D. 输精管 E. 输尿管
2. 光镜下所见的纹状缘和刷状缘，电镜下是( )
   A. 微管 B. 微丝 C. 纤毛 D. 微绒毛 E. 张力丝
3. 下列哪个器官被覆单层柱状上皮( )
   A. 血管 B. 膀胱 C. 皮肤 D. 小肠 E. 食管

4. 变移上皮分布在下列哪个器官(　　)

A. 食管　　B. 气管　　C. 血管　　D. 膀胱　　E. 子宫

5. 上皮组织分为三大类,即(　　)

A. 单层上皮、复层上皮和腺上皮

B. 扁平上皮、立方上皮和柱状上皮

C. 扁平上皮、变移上皮和未角化上皮

D. 内皮、间皮和角化上皮

E. 被覆上皮、腺上皮和感觉上皮

二、填空题

1. 复层上皮分为__________和__________。

2. 假复层纤毛柱状上皮的细胞类型有________、________、________、________。

三、判断题

1. 只有假复层纤毛柱状上皮有纤毛细胞,其他类型上皮均无纤毛细胞。(　　)

2. 复层扁平上皮内紧靠基膜一层细胞有旺盛分裂能力,不断补充脱落的表层细胞。(　　)

3. 上皮组织内一般无血管,但有神经末梢分布。(　　)

四、名词解释

1. 内皮　2. 间皮　3. 微绒毛　4. 纤毛

五、简答题

1. 上皮组织的一般特征是什么?

2. 简述上皮细胞侧面的特殊结构与功能。

3. 被覆上皮的类型有哪些?

六、论述题

叙述被覆上皮的分类、分布和功能如何。

实 验 指 导

一、组织学与胚胎学的实验要求

(1) 每次实验课之前,应做好本次实验内容的理论复习和实验预习。

(2) 入实验室须穿好工作服,携带教材、实习指导和彩色铅笔等必备的实验工具,按序入坐。

(3) 遵守实验室的规则,保持安静,注意室内卫生,爱护显微镜、切片和模型等。

(4) 认真按实习指导的要求进行实验,遇到问题请教指导老师。

(5) 按要求及时完成实验报告。

(6) 实验结束时,将切片交回,显微镜回位。关好电源,打扫实验室卫生。

二、组织学与胚胎学的实验方法

(1) 学会熟练地操作显微镜(后述)。

(2) 遵循切片观察的基本原则,由粗到细,循序渐进。即肉眼观察→低倍镜观察→高倍镜观察。先用肉眼观察标本的轮廓、颜色,初步做出实质性或中腔性器官判断;然后在低倍镜下观察其结构的全貌、各部分的基本结构特征;再用高倍镜观察某一部分或细胞的微细结构。

(3) 观察切片前,要注意指导教师的讲解和多媒体示教;切片观察时,可参照教材中所附实验指导部分以助于组织结构的观察确认。

(4) 建立三维空间构象:切片中的结构只是一个局部的平面结构,只有将其与整体的立体结构联系起来,才能更好地理解所观察的内容。

(5) 区别理论与实际的差异,当理论与标本观察不一致时,应分析其原因,如取材料来源不同、组织结构的功能状态不同、染色方法的不同;制片过程中的人工假象(皱褶、裂痕、黑色沉淀物和组织破裂等)

(6) 尽可能地多绘图以帮助记忆。

三、石蜡切片、HE 染色标本的制作方法简介

组织学标本的制作方法很多,现仅介绍最常用的石蜡切片、HE 染色标本的制作。

(一) 取材与固定

1. 取材　用新鲜的组织作材料,在死后最短的时间内取材(不超过 4 小时为宜),以免发生死后变化。取下的材料切成 3～5cm 厚的组织块。

2. 固定　将取下的组织块立即放入固定液中,一般常用 10%福尔马林溶液,固定 24～48 小时。普通用流水冲洗 12～24 小时,去除固定液,以免影响染色。

(二) 脱水与透明

1. 脱水　将水洗后的组织块依次放入 70%、80%、90%、95%的酒精内各 6～12 小时,无水酒精内 3～6 小时(两次),充分脱去组织块中的水分。

2. 透明　用二甲苯浸透,去除酒精,组织块本身将变得半透明。

(三) 浸蜡与包埋

1. 浸蜡　把透明好的组织块放进已熔的石蜡中(56～60℃),1～2 小时。

2. 包埋　把已熔化的石蜡倒入金属包埋框内(或小纸盒内),然后把浸透蜡的组织块放入浸蜡框的中央,冷却后组织块即被包在石蜡块内。

(四) 切片、染色与封固

1. 切片　把包埋好组织的蜡块固定到金属托或木块上,再放置到切片机上,切成 4～6μm 厚的切片,放入温水中展开,再贴到载玻片上并放入烤箱中烤干,后放入二甲苯中 5～6 分钟,脱去石蜡,然后再把切片依次放入 100%、95%、90%、80%、70%的酒精中各 3～5 分钟,再水洗 5 分钟,脱掉二甲苯。

2. 染色　常用的染色为苏木精(Hematoxylin)和伊红(Eosin)染色,简称 HE 染色。

(1) 先把切片放入苏木精染液中 5～20 分钟。细胞核嗜碱性,被染成蓝紫色。

(2) 在 0.5%盐酸酒精中分化数秒钟乃至 1 分钟。流水冲洗 5～30 分钟。

(3) 用0.5%伊红液染5～10分钟。细胞质嗜酸性,被染成粉红色。水洗数秒钟,洗去浮色。

(4) 用各级酒精脱水。70%、80%、90%、95%、100%、100%各1～5分钟。

(5) 二甲苯透明5～10分钟。

3. 封固 在组织片上面滴加树胶,再加盖片封固。

四、光学显微镜的使用方法及注意事项

(一) 显微镜的使用方法

1. 对光 用物镜转换器将低倍物镜(10×)对准聚光器中心,再旋转反光镜,一定要凹面对光,使外来光线都收入聚光器内,整个视野明亮均匀。同时,升降聚光器,开大或缩小光圈,以调节视野亮度。调光坐姿要端正,两眼自然睁开。

2. 放置切片 将标切片标本从切片盒中取出后,先肉眼观察标本组织的外形、大小、颜色及有无破损,然后将有盖片的一面朝上置于载物台上(否则用高倍镜时看不见,而且还易压碎切片),把有组织的部分对准物镜中心和载物台的圆孔,用切片夹固定好。

3. 低倍镜观察 低倍镜(10×)主要用于观察组织、器官的基本结构的全貌。切片放好后,慢慢转动粗螺旋,使低倍镜下降或载物台上升,并从侧面用肉眼观察,当镜头与标本相距0.5cm左右时,边在目镜处观察,边用手继续轻轻转动粗螺旋,直到视野内图像清晰为止。然后用标本推动器将切片向前后左右移动,观察整个结构的全貌。如果需要放大详细观察某一部分或细胞的特征,则选择需要放大的部位并移至视野中央,调到高倍镜进一步观察。

4. 高倍镜观察 用物镜转换器将镜头换为高倍镜(40×),再用细螺旋边看边调节,直到看清楚为止。千万注意不要用粗螺旋调节,以免压碎切片。此过程必须在用低倍镜进行整体结构观察基础上选择好某一局部后进行。

5. 油镜观察 不常用,只在血液和骨髓等标本时用。先用低倍镜找到要观察的组织,并在要观察的部位滴加一滴镜油,再把镜头转换为油镜(100×),慢慢地调下镜头,使油镜头与镜油充分接触,再通过目镜用细螺旋边看边调节,直到图像清晰为止。油镜用完后,必须用滴有二甲苯的擦镜纸将油镜头和玻片上的镜油擦干净。

(二) 注意事项

(1) 显微镜是精密仪器,使用时必须以严谨的科学态度,精心按步骤要求操作。

(2) 拿显微镜时,必须一手握住镜臂,另一手托住镜座,平拿轻放,以避免反光镜和目镜脱落打坏。

(3) 用前要检查显微镜是否完好,如发现问题要及时报告指导教师。

(4) 实验结束后,要做好显微镜的复原事宜。如取出切片,下降载物台,把物镜"八"字形叉开(但用油浸镜头时不要叉开,保持原位)等。

实验内容

(一) 单层扁平上皮

标本来源:人胆囊。方法:HE染色。

切片观察：

肉眼　可见胆囊壁一面凹凸不平，为内表面。另一面比较光滑，是外表面。

低倍镜　在外表面上可见一层扁平的紫蓝色细胞核，即为单层扁平上皮细胞的侧面观。由于单层扁平上皮很薄，在切片制作过程中容易剥落，所以有时某些部位观察不到单层扁平上皮。

高倍镜　单层扁平上皮含核的部位较厚，细胞核紫蓝色呈扁椭圆形，细胞质呈红色薄膜状，细胞界限不清。

（二）单层柱状上皮

标本来源：人胆囊。方法：HE染色。

切片观察：

肉眼　胆囊的一个面凹凸不平，有许多小突起，此为胆囊的腔面，有单层柱状上皮覆盖。

低倍镜　胆囊的内表面可见到许多指状突起，此为胆囊腔面的皱襞，表面有一层较深染的柱状细胞，即为单层柱状上皮。

高倍镜　单层柱状上皮细胞呈高柱状，细胞界限不清楚。细胞质染成淡红色，细胞核呈长椭圆形，染成紫蓝色，位于细胞近基底部。在柱状细胞的游离面，可见到厚度均匀一致的薄层红色结构，为纹状缘，即电镜下的微绒毛。

（三）假复层纤毛柱状上皮

标本来源：人气管。方法：HE染色。

切片观察：

肉眼　可见一个环状结构，是气管的横切面。管腔的内表面有假复层纤毛柱状上皮。

低倍镜　靠近管腔内表面的一层结构，染色较深，即为假复层纤毛柱状上皮，上皮细胞排列密集。可见各种细胞高低不一，界限也不清楚，看起来很像复层上皮。

高倍镜　此上皮由四种细胞构成，所有细胞的基底面均位于基膜上，故细胞核不在同一水平上，基膜很明显，染成红色，呈线条状，上皮的游离面上可见纤毛。

(1) 柱状细胞：数量最多，呈柱状，细胞核椭圆形，较大，染色浅，位于细胞上部。顶端达上皮游离面，表面有密集而排列规则的纤毛。

(2) 梭形细胞：细胞呈梭形，位于柱状细胞之间，细胞核呈长椭圆形，染色较深，位于细胞中部。细胞顶端达不到上皮游离面。

(3) 杯状细胞：数量较少，位于柱状细胞之间，形似高脚酒杯，核小，呈三角形，染色很深，位于细胞中下部。胞质染色淡甚至呈空泡状。细胞顶部可达上皮游离面，但无纤毛。

(4) 锥体形细胞：位于上皮的中下部，数量较多，胞体矮呈小锥体形，核小而圆，染色较深。细胞顶端达不到上皮游离面。

由于细胞高低不等，细胞核大致排列为上、中、下三层。上层核大而椭圆染色较浅的为柱状细胞的细胞核；中层有两种核，长椭圆形的为梭形细胞的细胞核，小三角形，染色较深的为杯状细胞的细胞核；下层核小而圆，染色较深的为锥体形细胞的细胞核。

（四）复层扁平上皮

标本来源：食管（狗）。方法：HE染色。

切片观察：

肉眼 可见食管的横切面，管壁的内表面凹凸不平，紧贴管腔面有一层紫蓝色的部分为复层扁平上皮。

低倍镜 上皮细胞层数较多，大约十几层左右，基底层与结缔组织的连接面凹凸不平，呈波纹状。注意观察表面、中间和基底层结构特点。

高倍镜 表面有数层扁平的细胞，核呈长椭圆形，细胞排列似鱼鳞状；中间数层细胞呈多边形，体积较大，核圆形细胞界限较清楚；基底层由一层立方形或矮柱状细胞组成，细胞排列较紧密，核椭圆形，较小，染色深。

第三章 结缔组织

学习要求

1. 掌握结缔组织的特点。
2. 掌握疏松结缔组织中主要细胞的结构和功能。
3. 掌握血液的组成和各种血细胞的正常值。
4. 掌握红细胞的结构及功能。
5. 熟悉各种白细胞的结构及功能。
6. 熟悉三种纤维及基质的结构和特点。
7. 了解纤维和基质的形成。
8. 了解致密结缔组织、脂肪组织和网状组织的基本结构和功能。

结缔组织(connective tissue)是人体内分布最广泛的一种组织。结缔组织由多种细胞和丰富的细胞间质组成,细胞间质由细胞产生,包括纤维、基质以及基质内的组织液。结缔组织的特点是细胞数量少、种类多、细胞无极性,血管丰富,分散在大量的细胞外基质中。结缔组织具有连接、支持、保护、运输、营养、免疫及防御等功能。

结缔组织均由胚胎时期的间充质演化而来。间充质由间充质细胞和无定形基质构成。间充质细胞呈星状,细胞间以突起相互连接成细胞网。间充质细胞分化程度低,有很强的增殖分化能力,在胚胎时期可分化成各种结缔组织细胞、血细胞、内皮细胞、肌细胞等。

第一节 固有结缔组织

一、疏松结缔组织

疏松结缔组织(loose connective tissue)又称蜂窝组织,其结构特点是细胞种类多,纤维数量较少,排列稀疏。疏松结缔组织在体内广泛分布,位于器官之间、组织之间以至细胞之间,起连接、支持、营养、防御、保护和修复等功能。

疏松结缔组织由细胞、纤维和基质构成。

(一) 细　　胞

1. 成纤维细胞(fibroblast)　在结缔组织中数目最多,胞体较大,多呈扁平或梭形,有长突起,胞质弱嗜碱性,核较大,椭圆形,染色质疏松着色浅,核仁明显(图 3-1)。电镜下,胞质内有丰富的粗面内质网,游离核糖体和发达的高尔基复合体,表明该细胞具有合成功能,可合成疏松结缔组织各种纤维和基质。

成纤维细胞功能处于静止状态时,称纤维细胞。细胞较小,呈长梭形;核小而细长,着色深;胞质少,呈嗜酸性。电镜下,胞质内粗面内质网少、高尔基复合体不发达,在创伤等情况下,纤维细胞可转变为成纤维细胞,并向受损部位迁移,形成新的细胞外基质。

2. 巨噬细胞(macrophage)　形态多样,因其功能状态不同而变化,一般为圆形或椭圆形,有短小突起,功能活跃者常伸出较长伪足而成不规则形(图 3-1)。核较小,圆形或椭圆形，着色较深，胞质丰富，多为嗜酸性，含空泡和异物颗粒。透射电镜下，胞质内含有大量初级溶酶体、次级溶酶体，吞噬小泡和吞噬体。此外还有较发达的高尔基复合体、少量线粒体和粗面内质网等。

巨噬细胞来源于血液，单核细胞受到趋化因子的作用游出血管，进入组织后成为巨噬细胞，巨噬细胞行使多种功能。

(1) 趋化性定向运动：沿着某些化学物质的浓度梯度进行定向移动，聚集到释放这些物质的病变部位。

(2) 吞噬作用：伸出伪足包围细菌、衰老细胞等，进而摄入胞质内形成吞噬体或吞饮小泡。与初级溶酶体融合，形成次级溶酶体后被溶酶体酶消化分解。

(3) 分泌作用：巨噬细胞能合成和分泌溶菌酶、补体、干扰素等多种细胞因子，参与机体的防御功能。还能分泌血管生成因子、造血细胞集落刺激因子、血小板活化因子等，激活和调节有关细胞的功能活动。

(4) 参与和调节免疫应答：巨噬细胞在发挥吞噬作用的同时能捕捉、加工处理和呈递抗原。巨噬细胞分泌的某些生物活性物质如白细胞介素 1、干扰素等也直接或间接参与调节免疫应答。

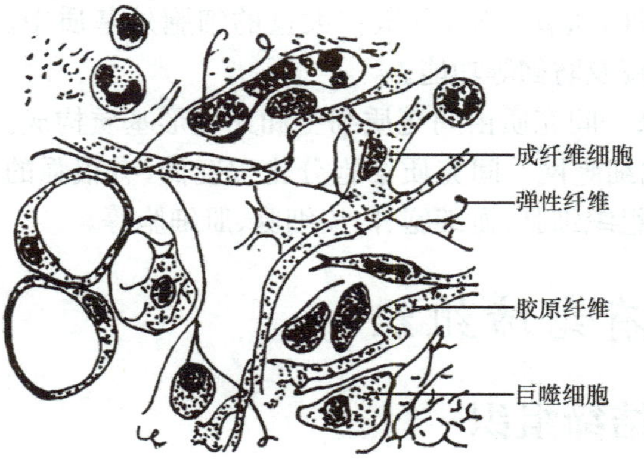

图 3-1　疏松结缔组织铺片模式图

3. 浆细胞(plasma cell)　常出现在病原微生物容易入侵的部位，如消化管、呼吸道固有层结缔组织中。浆细胞圆形或卵圆形，核圆形，多偏居细胞一侧，异染色质呈块状聚集在核膜内侧，沿核膜内面呈辐射状排列似车轮状(图 3-1)。胞质丰富，嗜碱性，核旁有一浅染区。电镜下，胞质内含有大量平行排列的粗面内质网和游离核糖体。核旁浅染区内有发达的高尔基复合体和中心体。浆细胞的功能是合成及分泌免疫球蛋白——抗体，它能与抗原特异性结合，形成抗原-抗体复合物，因此，抗体能抑制或杀灭细菌与病毒，促进巨噬细胞对抗原的特异性吞噬。

4. 肥大细胞(mast cell)　与外界抗原接触的地方，肥大细胞特别多，如皮肤、消化管和呼吸道壁结缔组织内。细胞较大，呈圆形或卵圆形，核小而圆，居中。胞质内充满粗大的水溶性、嗜碱性的异染性颗粒(图 3-1)。电镜下，颗粒大小不一，圆形或卵圆形，表面有单位膜包裹，当过敏原首次侵入机体时，巨噬细胞及对其进行吞噬和处理，并将抗原信息呈递给 B 淋巴细胞，B 淋巴细胞接受抗原信息的刺激后，转化为浆细胞产生抗体 IgE。肥大细胞膜上有 IgE 受体，能与 IgE 结合。IgE 与肥大细胞膜上的 IgE 受体结合后，机体即处于致敏状态。当相同的过敏原再次进入机体，过敏原便可与肥大细胞膜上的 IgE 结合，启动肥大细胞释放白三烯和颗粒内容物(脱颗粒)，引起过敏反应。

5. 脂肪细胞(fat cell)　单个或成群分布。细胞体积大，呈圆形或椭圆形，胞质内含有脂滴。在 HE 切片中，脂滴被溶解，细胞呈空泡状(图 3-1)，核和少量胞质被挤向细胞的一侧。脂肪细胞主要功能是合成和贮存脂肪、参与脂质代谢。

6. 未分化的间充质细胞(undifferentiated mesenchymal cell)　保持着间充质细胞的分化潜能，炎症或创伤时，增殖分化为成纤维细胞或平滑肌细胞。

7. 白细胞　血液中的白细胞游走进入其中。

（二）纤　　维

1. 胶原纤维(collagenous fiber)　结缔组织中数量最多，新鲜时呈白色，又称白纤维。粗细不等，直径 1～20μm，呈波浪形，有分支并交织成网。光镜下，HE 染色呈嗜酸性，着粉红色。胶原纤维的化学成分为Ⅰ型、Ⅲ型胶原蛋白。胶原蛋白由成纤维细胞合成分泌，在细胞外聚合成胶原原纤维，再经少量黏合质黏结成胶原纤维。胶原纤维的特性为韧性大，抗拉力强。

2. 弹性纤维(elastic fiber)　新鲜时呈黄色，又称黄纤维。较细，直径 0.2～1.0μm，交织成网，表面光滑，断端常卷曲。在 HE 染色切片中，着色淡红，不易与胶原纤维区分。用醛复红或地衣红染色能将其染成紫色或棕褐色。电镜下，弹性纤维由均质的弹性蛋白和微原纤维束组成。弹性蛋白分子以共价键交联，能任意弯曲。

3. 网状纤维(reticular fiber)　较细，分支多，交织成网。网状纤维由Ⅲ型胶原蛋白构成，用银染法显示，呈黑色，故又称嗜银纤维。多分布在结缔组织与其他组织交界处，如基膜的网板、肾小管周围、毛细血管周围。在造血器官、淋巴器官和内分泌腺内，有较多的网状纤维支架。

（三）基　　质

基质(ground substance)是一种无定形的胶状物质，充填于纤维和细胞之间，其化学成分主要为蛋白多糖和纤维黏连蛋白。

1. 蛋白多糖　是基质的主要成分，又称黏多糖，由蛋白质与多糖分子结合成的大分子复合物，其中多糖分子主要包括透明质酸、硫酸软骨素、硫酸角质素、硫酸乙酰肝素等。其中透明质酸分子为主干，其他多糖连接在其长链分子上形成许多有微孔隙的蛋白多糖复合物的立体结构称为分子筛，具有屏障作用。

2. 纤维黏连蛋白　是基质中最主要的黏连性糖蛋白。存在于胶原纤维和结缔组织细胞周围，由两条多肽链组成，每条肽链上均有许多特定的功能区(化学基因)，分别能与多种细胞、胶原蛋白等结合，对细胞的分化和迁移起作用。

3. 组织液　是从毛细血管动脉端渗入到基质中液体，经毛细血管静脉端和毛细淋巴管回流入血液或淋巴，是组织与细胞赖以生存的内环境。

二、致密结缔组织

致密结缔组织(dense connective tissue)与疏松结缔组织一样由细胞、基质和纤维组成，其纤维粗大，排列致密，细胞成分较少。分布在皮下、筋膜和肌腱等处，起支持和连接功能。根据纤维的性质和排列方式，可分为以下两种类型。

（一）规则致密结缔组织

规则致密结缔组织分为两种：一种以胶原纤维为主，分布在肌腱膜。另一种以弹性纤维为主的规则致密结缔组织称为弹性组织，粗大的弹性纤维平行排列成束，形成韧带，如椎间盘的黄韧带，以适应脊柱或关节的运动；或成层排列，如大动脉的中膜，以缓冲血流的压力。

（二）不规则致密结缔组织

不规则致密结缔组织见于真皮、硬脑膜、巩膜及许多器官的被膜等，其特点是粗大的纤维纵横交错排列，形成致密的板层结构，纤维之间含少量基质和成纤维细胞。

三、脂肪组织

脂肪组织（adipose tissue）是一种以脂肪细胞为主的结缔组织，光镜下，许多脂肪细胞聚集在一起，被疏松结缔组织分隔成脂肪小叶。根据脂肪细胞结构和功能的不同，脂肪组织分两类。

（一）黄色脂肪组织

新鲜时呈黄色或白色，即通常所说的脂肪组织。由大量单房脂肪细胞集聚而成，细胞中央有一大脂滴，光镜下，HE 染色切片显示脂滴溶解成一大空泡，核扁圆形，推挤到细胞一侧，连同胞质呈新月形。黄色脂肪组织主要分布在皮下、关节凹、网膜和系膜等处，是体内最大的贮能库，参与能量代谢，并具有产生热量、维持体温、缓冲保护和支持填充等作用。

（二）棕色脂肪组织

新鲜时呈棕色，其结构特点是脂肪组织中有丰富的毛细血管，脂肪细胞内散在许多小脂滴（多房脂肪细胞），线粒体大而丰富、核圆形，位于细胞中央。棕色脂肪组织在成人极少，在新生儿的肩胛间区、腋窝及颈后部等处。其主要功能是，在寒冷的刺激下，棕色脂肪细胞内的脂类分解、氧化，散发大量热能，维持体温，这一功能受交感神经的调节。

四、网状组织

网状组织（reticular tissue）是造血器官和淋巴器官的基本组成成分，由网状细胞、网状纤维和基质构成。网状细胞有突起，呈星状，相邻细胞的突起相互连接成网，核较大，圆或卵圆形，着色浅，常可见 1～2 个核仁，胞质丰富，粗面内质网较发达。网状纤维由网状细胞产生，HE 染色不能着色，银染成黑色。

第二节 血　液

血液（blood）是在心血管内循环流动的液态组织，约占体重的 7%，成人约 5L。血液由血浆和血细胞组成。在采取的血液中加入适量抗凝剂（如肝素或枸橼酸钠），经自然沉降或离心沉淀后，血液可分出三层；上层为淡黄色的血浆，下层为红细胞，中间薄层膜状为白细胞和血小板。血浆是无形成分，相当于结缔组织的细胞间质，约占血液容积的 55%。其余为血液的有形成分，约占血液容积的 45%，包括红细胞、白细胞和血小板。上述试管不加任何抗凝剂，溶解状态的纤维蛋白原转变为不溶解状态的纤维蛋白、网罗血细胞形成血凝块、析出淡黄色清明的液体，称血清。

在正常生理情况下，红细胞、白细胞和血小板有一定的形态结构，并有相对稳定的数量。通常采用 Wright 或 Giemsa 染色的血涂片，光镜观察血细胞形态结构。血细胞形态、数量、比例和血红蛋白含量的测定称为血象。患病时，血象常有显著变化，故检查血象对了解机体状况和诊断疾病十分重要。

- 血细胞
  - 红细胞
    - 男：4.0×10^{12}～5.5×10^{12}个/L（400 万～550 万个/mm^3）
    - 女：3.5×10^{12}～5.0×10^{12}个/L（350 万～500 万个/mm^3）
  - 白细胞
    - 总数：4×10^9～10×10^9 个/L（4000～10000 个/mm^3）
    - 粒细胞
      - 中性粒细胞 50%～70%
      - 嗜酸性粒细胞 0.5%～3%
      - 嗜碱性粒细胞 0～1%
    - 无粒细胞
      - 淋巴细胞 25%～30%
      - 单核细胞 3%～8%
  - 血小板：$100\sim300\times10^9$ 个/L（10 万～30 万个/mm^3）

（一）红　细　胞

红细胞呈双凹圆盘状，直径约 7.5μm，中央较薄，周缘较厚，故光镜观察血涂片中央染色较浅、周缘较深。成熟的红细胞内无细胞核，也无细胞器，胞质内充满了血红蛋白（hemoglobin，Hb）。血红蛋白是一种含铁的蛋白质，正常成年人每升血液中血红蛋含量，男性 120～150g，女性 105～135g。它具有结合与运输 O_2 和 CO_2 的功能，所以足够的红细胞和血红蛋白才能保证全身组织和细胞所需 O_2 供给，并带走组织和细胞所产生的大部分 CO_2，以保证机体正常的代谢平衡。

红细胞的寿命一般为 120 天，红细胞有一定的弹性和可塑性，通过毛细血管时可改变形状，衰老的红细胞则变脆，不能变形，在通过脾脏和肝脏时被巨噬细胞吞噬清除。与此同时，每天都有新生的未完全成熟的红细胞从骨髓进入血液，这些红细胞内还残留部分核糖体，用煌焦油蓝染色呈细网状，称为网织红细胞。未完全成熟的红细胞在血液中大约经过一天后成熟，核糖体完全消失。在成人，网织红细胞占红细胞总数的 0.5%～1.5%，新生儿较多，可达 3%～6%。在骨髓造血功能发生障碍的病人，网织红细胞计数降低。如果贫血患者的网织红细胞计数增加，说明治疗有效。

红细胞膜还存有一类镶嵌蛋白质，它决定了人类的 ABO 血型抗原系统，如 ABO 血型抗原、Rh 抗原等，这在临床输血时有重要意义。

（二）白　细　胞

有核的球形细胞，体积比红细胞大，能做变形运动，具有防御和免疫功能。成人白细胞的正常值为$(4\sim10)\times10^9$/L。在疾病状态下，白细胞总数及各种白细胞的百分比值皆可发生改变。光镜下，根据白细胞胞质有无特殊颗粒，可将其分为有粒白细胞和无粒白细胞两类。有粒白细胞包括中性粒细胞、嗜酸性粒细胞和嗜碱性粒细胞（图 3-2）。无粒白细胞包括单核细胞和淋巴细胞两种。各种白细胞的比例是临床医生常用的血液指标之一。

1. 中性粒细胞（neutrophilic granulocyte neutrophil）　是白细胞中数量最多的一种。呈球形，直径 10～12μm。光镜下，核深染，形态多样，有的呈腊肠状，称杆状核；有的呈分叶状，叶间有细丝相连，称分叶核。一般分 2～5 叶，正常人以 2～3 叶者居多（图 3-2）。

中性粒细胞的胞质染成粉红色，含有许多细小颗粒，其中浅紫色的是嗜天青颗粒，浅红

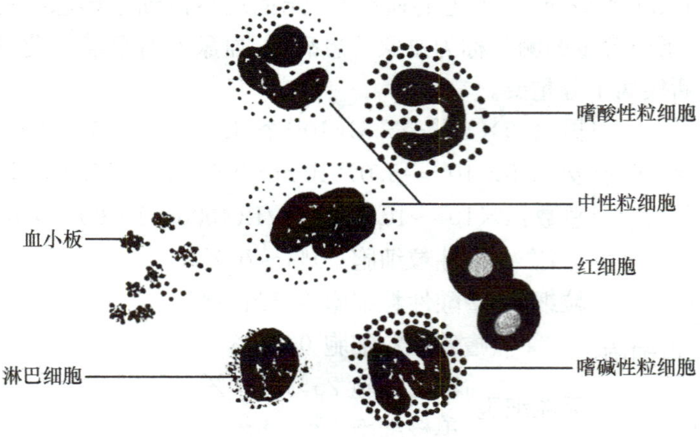

图 3-2 血涂片模式图

色的为特殊颗粒。嗜天青颗粒约占总数的 20%，体积较大，呈圆形或卵圆形，是一种溶酶体，能消化分解吞噬的细菌和异物等。特殊颗粒约占颗粒总数的 80%，体积小，数量多，呈哑铃或椭圆形，含有碱性磷酸酶、胶原酶等，可杀死细菌。

中性粒细胞具有很强的趋化作用和吞噬功能，当机体受细菌等病原微生物侵犯时，中性粒细胞，穿出血管，聚集在细菌侵犯部位，吞噬细菌，中性粒细胞在吞噬细菌后，自身也死亡成为脓细胞。因此，机体受某些细菌感染时，白细胞总数增加，中性粒细胞的比例也显著提高。中性粒细胞从骨髓进入血液，约停留 6～8 小时，在组织中可存活 2～3 天。

2. 嗜酸性粒细胞(eosinophilic granulocyte) 呈球形，直径 10～15μm。光镜下，核呈分叶状，以 2 叶核居多，胞质内充满粗大、均匀、呈橘红色并略带折光性的嗜酸性颗粒(图 3-2)。颗粒含有酸性磷酸酶、芳基硫酸酯酶、过氧化物酶和组胺酶等，因此也是溶酶体。

嗜酸粒细胞也能做变形运动，并具有趋化性，可吞噬异物或抗原一抗体复合物，灭活组胺或抑制其释放，从而减弱过敏反应；还可借助抗体与某些寄生虫结合，释放颗粒内物质，杀死虫体或虫卵。因此在过敏性疾病和寄生虫病的时候嗜酸粒细胞有所增多。嗜酸粒细胞在血液中一般停留 6～8 小时，在组织中可存活 8～12 天。

3. 嗜碱性粒细胞(basophilic granulocyte) 数量最少，呈球形，直径 10～12μm。光镜下，核呈分叶状、S 形或不规则形，着色较浅。胞质内含有大小不等、分布不均、蓝染的嗜碱性颗粒，覆盖在核上并将其遮盖(图 3-2)。电镜下，颗粒内含有肝素、组胺和白三烯等，与肥大细胞的分泌物相同，也参与过敏反应、抗凝等作用。嗜碱粒细胞在组织中可存活 12～15 天。

4. 单核细胞(monocyte) 白细胞中体积最大的细胞，直径 14～20μm，呈圆形或椭圆形。光镜下，核呈卵圆形，肾形、马蹄形或不规则形等(图 3-2)；核常偏位，染色质着色较浅。胞质丰富，呈弱嗜碱性，含有许多细小的嗜天青颗粒。颗粒内含有过氧化物酶、酸性磷酸酶、非持异性酯酶和溶菌酶，这些酶不仅与单核细胞的功能有关，而且可作为与淋巴细胞的鉴别点。单核细胞具有活跃的变形运动、趋化性和吞噬功能。单核细胞是巨噬细胞的前身，单核细胞在血液中停留 12～48 小时后进入结缔组织或其他组织，分化为巨噬细胞等具有吞噬功能的细胞。

5. 淋巴细胞(lymphocyte) 呈圆形或椭圆形，大小不等。直径 6～8μm 的小淋巴细胞最多，$9\sim12\mu m$ 的为中淋巴细胞，$13\sim20\mu m$ 的为大淋巴细胞。光镜下，核圆形占细胞的大部，一侧有小凹陷，染色质致密呈块状，胞质很少，染成蔚蓝色，含少量嗜天青颗粒（图 3-2）。中淋巴细胞和大淋巴细胞的核椭圆形，染色质较疏松，着色浅，胞质较多，可见少量嗜天青颗粒。

（三）血 小 板

血小板（blood platelet）是骨髓中巨核细胞脱落下来的胞质小块，故无细胞核，表面有完整的细胞膜。体积甚小，直径 $2\sim4\mu m$，呈双凸扁盘状。受到机械或化学刺激时，则伸出突起，呈不规则形。光镜观察血涂片可见血小板成群分布，单个血小板常呈多角形，中央部分有着蓝紫色的，称颗粒区；周边部呈均质浅蓝色，称透明区（图 3-2）。电镜下，血小板的膜表面有糖衣，内有较多的细胞器，如小管系，线粒体、微丝和微管、血小板颗粒和糖原颗粒等。其中血小板颗粒包括特殊颗粒、致密颗粒等，它们与膜上的凝血因子一道参与血液凝固的多个环节而启动凝血过程。

习　题

一、选择题

1. 巨噬细胞来源于（　　）

A. 巨核细胞　　B. 单核细胞　　C. 间充质细胞
D. 网状细胞　　E. 中性粒细胞

2. 产生抗体的细胞是（　　）

A. 成纤维细胞　　B. 肥大细胞　　C. 未分化的间充质细胞
D. 巨噬细胞　　E. 浆细胞

3. 下列哪种细胞具有趋化性（　　）

A. 巨噬细胞　　B. 成纤维细胞　　C. 纤维细胞
D. 脂肪细胞　　E. 未分化间充质细胞

4. 过敏反应的发生与肥大细胞释放哪种物质有关（　　）

A. 白三烯　　B. 组胺　　C. 肝素
D. 白三烯和组胺　　E. 组胺和肝素

5. 形成纤维和基质的细胞是（　　）

A. 纤维细胞　　B. 肥大细胞　　C. 成纤维细胞
D. 浆细胞　　E. 未分化间充质细胞

6. 观察各种血细胞形态常用的染色方法是（　　）

A. H-E 染色法　　B. 甲苯胺蓝染色法　　C. 镀银染色法
D. PAS 染色法　　E. 瑞氏染色法

7. 红细胞的平均寿命一般是（　　）

A. 数周　　B. 数天　　C. 24～48 小时
D. 半年至 1 年　　E. 120 天左右

8. 在过敏性疾病和寄生虫病的患者，血液中哪种白细胞增多（　　）

A. 中性粒细胞　　B. 嗜酸性粒细胞　　C. 单核细胞

D. 淋巴细胞　　　　E. 嗜碱性粒细胞

二、填空题

1. 疏松结缔组织内的纤维成分是：__________、__________、__________。
2. 从毛细血管动脉端渗入基质内的液体称为__________。
3. 红细胞的胞质内充满大量的__________，能携带__________和__________。
4. 血小板的正常值为__________。

三、判断题

1. 结缔组织内一般无血管，有神经。(　　)
2. 巨噬细胞可合成和分泌溶菌酶，干扰素，补体等活性物质，参与机体的防御功能。(　　)
3. 血细胞中单核细胞和中性粒细胞有吞噬功能。(　　)
4. 浆细胞来自B淋巴细胞，能合成和分泌免疫球蛋白(抗体)。(　　)

四、名词解释

1. 嗜银纤维　2. 组织液　3. 网织红细胞　4. 血清　5. 血象

五、简答题

1. 结缔组织的一般特点有哪些？
2. 简述疏松结缔组织的组成。
3. 简述浆细胞的结构和功能。
4. 简述白细胞的正常值、分类和百分比。

六、论述题

1. 详述疏松结缔组织中各种细胞的构造和功能。
2. 叙述红细胞与血红蛋白的正常值并叙述红细胞的结构和功能。
3. 叙述白细胞的结构特点和功能。

实验内容

(一) 疏松结缔组织

标本来源：人空肠。方法：HE染色。

切片观察：

肉眼　在空肠壁上可见染色深浅不同的分层，有突起的一面是管腔面，紫色的部分是黏膜层，红色的部分是肌层，两者之间的浅红色的区域是黏膜下层，为疏松结缔组织。

低倍镜　找到浅红色的部分，可见许多的纵、横、斜等不同切面的纤维束，染成浅红色，粗细不等，其间散在的紫蓝色小点为各种细胞的核。

高倍镜　胶原纤维束粗大，染成浅红色，排列不规则。弹性纤维不易辨认。纤维之间染成深蓝色的椭圆形或梭形的细胞核，多为成纤维细胞核。同时，还可见许多血管的切面。

(二) 血涂片

标本来源：人血液。方法：涂片，Wright或Giemsa染色。

切片观察：

肉眼　血涂片被染成粉红色薄膜状，选较薄而均匀的部位镜下观察。

低倍镜　可见视野内充满各种血细胞，大部分是无核、染成橘红色的红细胞，其间有少量体积较大的细胞是白细胞，白细胞的核染成紫蓝色。高倍镜或油镜下辨认各种血细胞。因白细胞数目少，需不断移动标本，在各个视野内寻找。

高倍镜和油镜

(1) 红细胞：数量很多，较小，呈双凹圆盘状（细胞周边染色深，中央染色浅），染成橘红色，无核。

(2) 中性粒细胞：体积比红细胞大，圆形，核深染，呈弯曲杆状或分叶，3～5 叶多见，叶间有细丝相连，胞质染色淡，含有染成粉紫色的均匀的细小颗粒。

(3) 嗜酸性粒细胞：圆形，体积略大，核深染（紫蓝色），常分成两叶，呈“八”字形，偶见三叶核。胞质内充满粗大均匀的染成橘红色（或深红色）的圆形颗粒。

(4) 嗜碱性粒细胞：数量较少，在标本上很难找到。细胞呈圆形。胞质内含有大小不等、分布不均的紫蓝色颗粒，核 S 形或不规则，常被紫蓝颗粒覆盖而不明显。

(5) 淋巴细胞：多为小淋巴细胞，偶见大、中型淋巴细胞。小淋巴细胞与红细胞大小相似，核圆形或椭圆形，一侧常有小凹，染色质呈粗块状，染成深紫蓝色。细胞质很少，围绕核呈一窄带状，或偏向一侧染成天蓝色。

(6) 单核细胞：体积最大，圆形或椭圆形，核常呈肾形、马蹄形或不规则形，多位于细胞的一侧，常见扭曲折叠现象。染色质呈细网状，染色较淡，细胞质较丰富，染成灰蓝色。

(7) 血小板：散布在血细胞之间，常成群存在。体积小，呈梭形或不规则形。血小板周围部分呈淡蓝色为透明区，中央部分含紫色的嗜碱性颗粒，为颗粒区。

第四章 肌 组 织

学习要求

1. 掌握骨骼肌和心肌的光镜结构与功能特点。

2. 熟悉平滑肌的光镜结构与功能特点。

3. 了解三种组织的电镜结构和收缩原理。

肌组织(muscle tissue)主要由肌细胞构成,肌细胞间有少量的结缔组织、血管、淋巴管及神经。肌细胞呈细长纤维形,故又称肌纤维。肌细胞的细胞膜称肌膜,肌细胞的细胞质称肌浆。

肌组织分为骨骼肌、心肌、平滑肌三种。骨骼肌纤维和心肌纤维可见明暗相间的横纹,故称横纹肌。平滑肌纤维无横纹,故不属于横纹肌。骨骼肌的收缩活动受躯体神经支配,又称随意肌。心肌和平滑肌的活动受内脏神经支配,又称不随意肌。

一、骨 骼 肌

骨骼肌(skeletal muscle)分布于躯干、四肢的随意肌,主要是由骨骼肌纤维构成。分布在每条肌纤维周围的结缔组织称肌内膜。数条或数十条肌纤维组成肌束,每个肌束外包绕的结缔组织称肌束膜。包在整块肌肉外面的致密结缔组织称为肌外膜。结缔组织对骨骼肌有支持、连接、营养和保护等作用。

(一) 骨骼肌纤维的光镜结构

1. 骨骼肌纤维呈长圆柱形,直径10～100μm,长1～40mm,肌膜外面有基膜贴附。

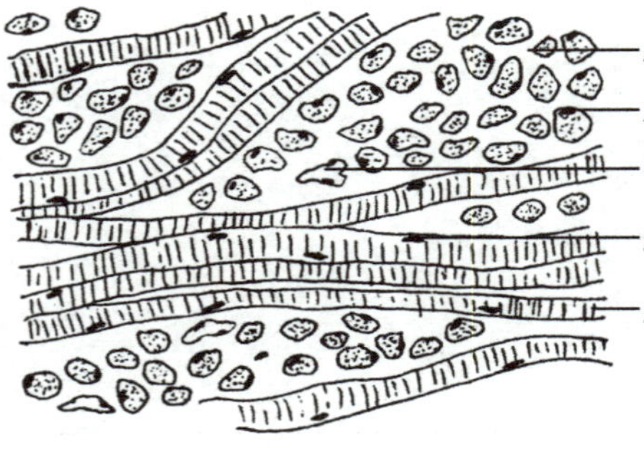

图 4-1 骨骼肌纤维横切及纵切面光镜结构模式图

2. 骨骼肌纤维是多核细胞,一条肌纤维内含有几十个甚至几百个核,核呈扁椭圆形,位于肌膜内侧(图 4-1)。

3. 在肌浆中有沿肌纤维长轴平行排列的肌原纤维,呈细丝样,直径1～2μm。

4. 肌原纤维(myofibril) 每条肌原纤维呈现许多相间排列的明带和暗带。明带着色浅,又称Ⅰ带,中央有一条深色的Z线。暗带着色深,又称A带,中央有一条着色较浅区,称H带,H带中央有一条较暗的M线。肌节(sarcomere)是两条相邻Z线之间的一段肌原纤维,由1/2Ⅰ带+A带+1/2Ⅰ带构成,是骨骼肌收缩的基本结构单位。各个肌原纤维的明带和暗带都整齐地排在同一平面上,因而构成了骨骼肌纤维明暗相间的周期性横纹。

(二) 骨骼肌纤维的超微结构

1. 肌原纤维 肌原纤维由粗、细两种肌丝构成,沿肌原纤维的长轴排列。粗肌丝位于肌节中部,两端游离,中央借M线固定。细肌丝位于肌节两侧,一端附着于Z线,另一端伸至粗肌丝之间，与之平行走行，其末端游离，止于 H 带的外侧。明带仅由细肌丝构成，H 带仅有粗肌丝，H 带两侧的暗带两种肌丝皆有。在横断面上可见每 1 根粗肌丝的周围排列着 6 根细肌丝，每 1 根细肌丝周围有 3 根粗肌丝。

细肌丝长约 1μm，直径 5nm，由肌动蛋白、原肌球蛋白和肌钙蛋白组成。肌动蛋白由球形肌动蛋白单体连接成串珠状，并形成双股螺旋链，每个肌动蛋白单体都有一个可与粗肌丝的肌球蛋白头部相结合的位点，但在肌纤维处于非收缩状态时，该位点被原肌球蛋白掩盖。原肌球蛋白是由两条多肽链相互缠绕形成的双股螺旋状分子，首尾相连，嵌于肌动蛋白双股螺旋链的浅沟内。肌钙蛋白为球形，附着于原肌球蛋白分子上，可与 Ca^{2+} 相结合。

粗肌丝长约 1.5μm，直径 15nm，由肌球蛋白分子组成。后者形如豆芽，分头和杆两部分，在头和杆的连接点及杆上有两处类似关节的结构，可以屈动。大量肌球蛋白分子平行排列，集合成束，组成一条粗肌丝。分子尾端朝向 M 线，头部朝向 Z 线，并突出于粗肌丝表面，形成电镜下可见的横桥。肌球蛋白的头部具有 ATP 酶活性。当头部与细肌丝的肌动蛋白接触时，ATP 酶被激活，分解 ATP 并释放能量，使横桥屈动。

2. 横小管(transverse tubule) 是肌膜向肌浆内凹陷形成的管状结构，其走向与肌纤维长轴垂直，位于暗带与明带交界处。同一平面上的横小管分支吻合，环绕每条肌原纤维，可将肌膜的兴奋迅速传导至肌纤维内部。

3. 肌浆网(sarcoplasmic reticulum) 是肌纤维中特化的滑面内质网，位于横小管之间。其中部纵行包绕每条肌原纤维，称纵小管；两端扩大呈扁囊状，称终池。每条横小管与两侧的终池组成三联体，在此部位将兴奋从肌膜传递到肌浆网膜。肌浆网膜上有钙泵和钙通道。钙泵能逆浓度差把肌浆中的 Ca^{2+} 泵入肌浆网内贮存，使其内的 Ca^{2+} 浓度为肌浆中的上千倍。当肌浆网膜接受兴奋后，钙通道开放，大量 Ca^{2+} 涌入肌浆。

此外，肌原纤维之间有大量线粒体、糖原及少量脂滴，肌浆内还有可与氧结合的肌红蛋白。

（三）骨骼肌纤维的收缩原理

骨骼肌纤维的收缩机制为肌丝滑动原理、其主要过程为：①运动神经末梢将神经冲动传递给肌膜；②肌膜的兴奋经横小管传递给肌浆网，大量以 Ca^{2+} 涌入肌浆；③Ca^{2+} 与肌钙蛋白结合，肌钙蛋白、原肌球蛋白发生构型或位置变化，暴露出肌动蛋白上与肌球蛋白头部的结合位点，二者迅速结合；④ATP 被分解并释放能量，肌球蛋白的头及杆发生屈动，将肌动蛋白向 M 线牵引；⑤细肌丝在粗肌丝之间向 M 线滑动，明带缩短，H 带也变窄，但暗带长度不变，肌节缩短，肌纤维收缩；⑥收缩结束后，肌浆内的 Ca^{2+} 被泵回肌浆网，肌钙蛋白等恢复原状，肌纤维松弛。

二、心 肌

心肌(cardiac muscle)分布于心壁，主要由心肌纤维组成。

（一）心肌纤维的光镜结构

(1) 短圆柱状，有分支，连接成网。

(2) 闰盘(intercalated disc) 是相邻心肌纤维之间的连接处，在 HE 染色标本中为深红

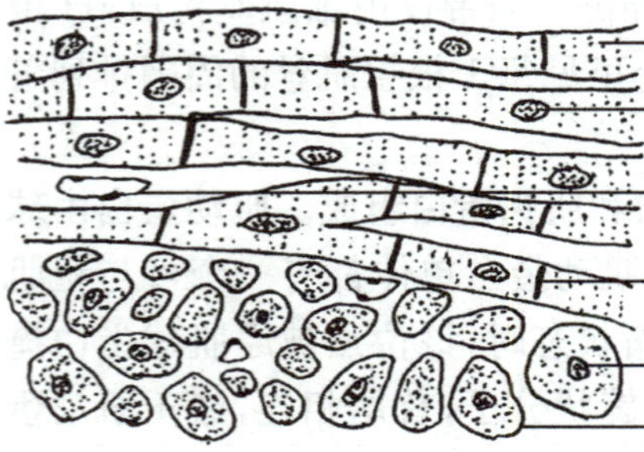

图 4-2 心肌纤维横切及纵切面光镜结构模式图

色的粗线(图 4-2)。

(3) 细胞核卵圆形,位于中央,有 1～2 个核。

(4) 横纹不如骨骼肌明显。

(二) 心肌纤维的电镜结构

(1) 心肌纤维也含有粗、细两种肌丝。心肌的肌原纤维粗细不等,界限不分明。心肌的肌原纤维不如骨骼肌那样规则、明显。

(2) 横小管较粗,位于 Z 线水平。

(3) 肌浆网比较稀疏,纵小管不发达,终池较少,形成二联体。

(4) 闰盘位于 Z 线水平,是心肌纤维膜凹凸镶嵌形成。闰盘的横向部位位于 Z 线水平,有中间连接和桥粒,使细胞间的连接牢固;闰盘的纵向部分存在缝隙连接,便于下细胞间化学信息的交流和电冲动的传导。

(5) 心房肌纤维具有内分泌功能,分泌心钠素。

三、平 滑 肌

平滑肌(smooth muscle)广泛分布于消化道、呼吸道、血管等中空性器官的管壁内。

(一) 平滑肌纤维的光镜结构

(1) 长梭形,无横纹。

(2) 有一个细胞核,长椭圆形或杆状,位于中央。

(3) 细胞内无肌原纤维。

(二) 平滑肌纤维的超微结构

(1) 平滑肌细胞内无肌原纤维,肌浆内有大量粗肌丝和细肌丝。粗、细肌丝聚集形成肌丝单位。

(2) 肌浆内可见密斑、密体。密斑位于肌膜的内部,是细肌丝的附着点,密体位于细胞质内深部,为细肌丝和中间丝的共同附着点,一般认为密体相当于横纹肌的 Z 线。

(3) 肌浆内有线粒体、高尔基复合体、粗面内质网、游离核糖体。

(4) 相邻平滑肌之间有缝隙连接。

习 题

一、选择题

A_1 型题

1. 每个肌节的组成是( )

A. 1/2A 带+I 带+1/2A 带

B. 1/2A 带+I 带+1/2I 带
C. 1/2I 带+A 带+1/2I 带
D. 1/2I 带+A 带+1/2A 带
E. 1/2I 带+1/2A 带

2. 心肌闰盘位于( )
A. Z 线水平 B. A 带和 I 带交界处 C. M 线水平
D. H 带两侧 E. M 线两侧

3. 三联体是指( )
A. 横小管和一侧的终池和纵小管 B. 纵小管和两侧的终池
C. 纵小管和两侧的横小管 D. 终池和两侧的横小管
E. 横小管和两侧的终池

A_2 型题

1. 关于骨骼肌纤维形态结构的叙述,下列哪项是错误的( )
A. 多核,位于肌膜下
B. 肌浆内有大量肌原纤维
C. 每条肌丝有明暗相间的横纹
D. 肌原纤维间有大量线粒体和糖原
E. 肌膜外有基膜紧贴

2. 关于心肌纤维光镜下形态结构的叙述,下列哪项是错误的( )
A. 短圆柱形,有分支 B. 细胞连接处称闰盘
C. 1~2 个核,位于细胞中央 D. 横纹不如骨骼肌明显
E. 细胞核呈长椭圆形

B 型题

A. 细胞器 B. 细胞连接 C. 细胞膜 D. 细胞间质 E. 细胞核

1. 肌膜是( )
2. 肌浆网是( )

二、填空题

1. 骨骼肌收缩时,明带__________,暗带__________,H 带__________。
2. 心肌纤维的二联体由__________和__________组成。

三、判断题

1. 三种肌组织中骨骼肌和心肌为横纹肌而平滑肌不是横纹肌。( )
2. 三联体是指中央为一个横小管两侧为终池。( )

四、名词解释

1. 肌节 2. 闰盘

五、简答题

简述闰盘光、电镜结构。

六、论述题

比较三种肌纤维的光镜结构及功能特点(可列表比较)。

实 验 内 容

（一）骨 骼 肌

标本来源：人骨骼肌。方法：HE 染色。

切片观察：

肉眼 标本上长条形者为骨骼肌的纵切面，圆形者为骨骼肌的横切面。

低倍 纵切面标本中可见长带状的骨骼肌纤维平行排列。横切面的骨骼肌纤维呈圆形或多边形，胞质染成粉红色。每个肌纤维周围有少量结缔组织包绕，称肌内膜。几十个乃至上百个肌纤维组成一个肌束，外包结缔组织称肌束膜。很多肌束组成一块肌肉，外包结缔组织称肌外膜。

高倍 在纵切面上找一条清楚的肌纤维进行观察，可见肌纤维的两侧缘有肌膜，紧贴肌膜的内面有多个椭圆形的细胞核。肌浆内充满纵行排列的肌原纤维，把光线调暗在肌原纤维上可以看到明暗相间的横纹。在横切面的肌纤维胞质内，肌原纤维呈深红色点状，被肌浆分隔成许多小区，细胞核圆形，位于肌纤维的周边。

（二）平滑肌（示教）

标本来源：人的胃底。方法：HE 染色。

切片观察：

肉眼 肉眼观察胃壁大体上分三层，其中染色最红的一层是平滑肌。

低倍 观察染成红色的平滑肌层，可以看到许多长梭形的细胞，是平滑肌纤维的纵切面，有些地方可见许多大小不等的圆形或被挤压成多边形的细胞断面，部分含有细胞核，这就是平滑肌纤维的横切面。

高倍 纵切面上平滑肌纤维呈长梭形，胞质嗜酸性，染成红色，无横纹。核呈长椭圆形或杆状，位于细胞中央。横断面上平滑肌纤维大小不等。经细胞中部的切面较大，其中含有圆形的细胞核，经细胞两端的切面较小，不含核。平滑肌纤维之间有少量结缔组织和血管。

第五章 神经组织

学习要求

1. 掌握神经组织的基本结构及其功能。
2. 掌握神经元的形态、类型、光镜结构和超微结构特点及其功能。
3. 掌握化学突触的超微结构特点与功能。
4. 掌握神经纤维的结构、类型与功能。
5. 了解神经末梢的结构与功能。
6. 了解神经胶质细胞的结构与功能特点。

神经组织(nervous tissue)由神经细胞和神经胶质细胞组成。神经细胞是神经系统的结构和功能单位,也称神经元,它们具有接受刺激、整合信息和传导冲动的能力。神经胶质细胞(neuroglial cell)的数量为神经元的 10~50 倍,对神经元起支持、保护、营养和绝缘等作用。

一、神 经 元

神经元的形态不一,但都可分为胞体、树突和轴突三部分(图 5-1)。

(一) 神经元的结构

1. 胞体 是神经元的营养和代谢中心,主要位于大脑和小脑的皮质、脑干和脊髓的灰质以及神经节内;有圆形,锥形,梭形和星形等;其大小不等,直径 4~120μm 之间;均由细胞膜、细胞质和细胞核构成。

(1) 细胞核:位于胞体中央,大而圆,核被膜明显,常染色质多,着色浅,核仁也大而圆。

(2) 细胞质:在光镜下,其特征性结构为尼氏体和神经原纤维。

尼氏体(Nissl body):又称嗜染质,光镜下呈紫蓝色的斑块或细颗粒状,均匀分布(图 5-2);电镜下,尼氏体由发达的粗面内质网和游离核糖体构成,表明神经元具有活跃的蛋白质合成功能。

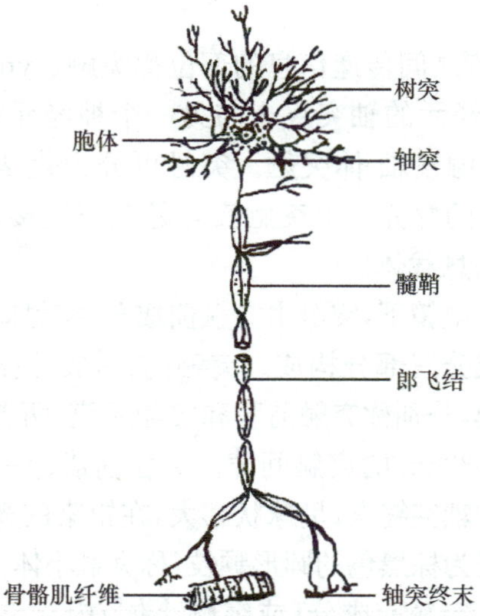

图 5-1 运动神经元模式图

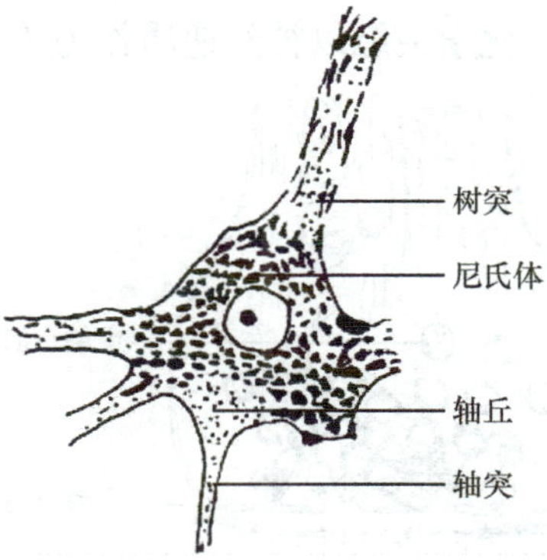

图 5-2 神经元光镜结构模式图

神经原纤维(neurofibril):电镜下由神经丝和微管构成。功能:参与构成细胞骨架、物质运输。

(3) 细胞膜:是可兴奋膜,具有接受刺激、处理信息、产生和传导神经冲动的功能。神经元细胞膜的性质取决于膜蛋白,其中有些是离子通道,如 Na^+ 通道、K^+ 通道等;有些膜蛋白是受体,与相应的神经递质结合后,可使某种离子通道开放。

2. 树突 每个神经元有一至多个树突,形如树枝状,即从树突干发出许多分支。在分支上常可见大量棘状的短小突起,称树突棘。树突内胞质的结构与胞体相似。树突的功能主要是接受刺激。树突和树突棘极大地扩展了神经元接受刺激的表面积。

3. 轴突 每个神经元只有一个轴突,一般由胞体发出,短者仅数微米,长者可达 1 米以上。光镜下胞体发出轴突的部位常呈圆锥形,称轴丘,此区无尼氏体,故染色淡。轴突一般比树突细,直径较均一,有侧支呈直角分出。轴突末端的分支较多,形成轴突终末。轴突表面的胞膜称轴膜,内含的胞质称轴质。轴质内有大量神经原纤维。轴突内无粗面内质网、游离核糖体和高尔基复合体,故不能合成蛋白质。轴突的主要功能是传导神经冲动。

(二) 神经元的分类

1. 按神经元的突起数量 可分为三类。①多极神经元:有一个轴突和多个树突。②双极神经元:有树突和轴突各一个。③假单极神经元:从胞体发出一个突起,但在不远处呈"T"形分为两支,一支进入中枢神经系统,称中枢突;另一支分布到周围的其他器官,称周围突。

2. 按神经元的功能 可分为三类。①感觉神经元:又称传入神经元,多为假单极神经元,可接受体内、外的化学或物理性刺激,并将信息传向中枢。②运动神经元:又称传出神经元,一般为多极神经元,负责把神经冲动传递给肌细胞或腺细胞。③中间神经元:主要为多极神经元,位于前两种神经元之间,起信息加工和传递作用。机体对来自体内、外的刺激所作的反应(亦称反射)均需这三类神经元参与,它们和感受器、效应器共同构成反射弧。人的中间神经元占神经元总数的99%以上,在中枢神经系统内构成复杂的神经元网络,是学习、记忆和思维的基础。

二、突　　触

神经元与神经元之间,或神经元与效应细胞之间传递信息的部位称突触(synapse)。突触也是一种细胞连接方式,最常见的是一个神经元的轴突终末与另一个神经元的树突、树突棘或胞体连接,分别形成轴-树突触、轴-棘突触或轴-体突触。突触可分为化学突触和电突触两类。化学突触以神经递质作为传递信息的媒介。电突触实际是缝隙连接,以电流作为信息载体。

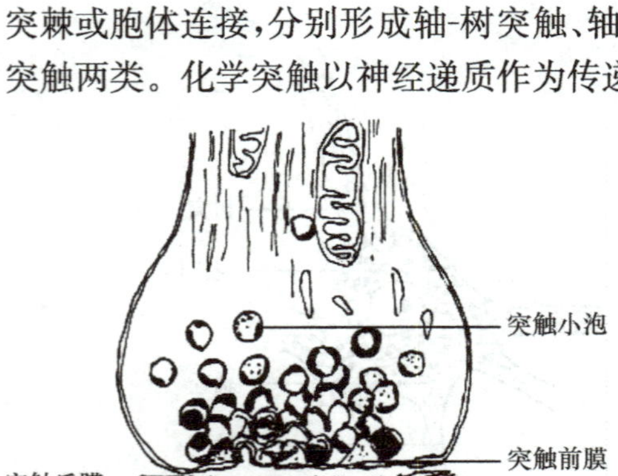

图 5-3　化学突触超微结构模式图

电镜下,突触由突触前成分,突触间隙和突触后成分三部分构成。突触前、后成分彼此相对的胞膜,分别称突触前膜和突触后膜,两者之间有宽15～30nm 的突触间隙。突触前成分一般是神经元的轴突终末,呈球状膨大,在银染的光镜标本中呈现为棕黑色的圆形颗粒,称突触小体。

突触前成分(或突触小体)内含许多突触小泡(图 5-3)。突触小泡内含神经递质或神经调质。突触前、后膜均较一般细胞膜略厚，乃因突触前、后膜胞质面有一些致密物质附着。

当神经冲动沿轴膜传导到轴突终末时，突触小泡脱离细胞骨架，移至突触前膜并与之融合，通过出胞作用释放小泡内容物到突触间隙。突触后膜中的受体与特异性神经递质结合后，膜内离子通道开放，改变突触后膜两侧的离子分布，使突触后神经元（或效应细胞）出现兴奋性或抑制性突触后电位。

三、神经胶质细胞

在神经元与神经元之间，神经元与非神经细胞之间，除了突触部位以外，一般都被神经胶质细胞分隔、绝缘，以保证信息传递的专一性和不受干扰。

（一）中枢神经系统的神经胶质细胞

脑和脊髓的神经胶质细胞有四种：

1. 星形胶质细胞 体积大，胞体呈星形。从胞体发出的突起呈放射状，起支持和绝缘作用。有些胞突末端扩大形成脚板，贴于毛细血管表面，参与血-脑屏障的组成，或贴附在脑和脊髓的表面形成胶质膜。星形胶质细胞可分为两种：①纤维性星形胶质细胞，多分布于脑和脊髓的白质，其胞突长而直，分支较少。②原浆性星形胶质细胞，多分布在脑和脊髓的灰质，突起短粗，分支多。

2. 少突胶质细胞 分布于神经元胞体附近及轴突周围。胞体较星形胶质细胞小，胞核卵圆形、染色质致密。在银染标本中，少突胶质细胞的突起较少。在电镜下，可见其突起末端扩展成扁平薄膜，包卷神经元的轴突形成髓鞘，它是中枢神经系统的髓鞘形成细胞。

3. 小胶质细胞 是最小的神经胶质细胞。其胞体细长或椭圆，核小、呈扁平或三角形，染色深。通常从胞体发出细长有分支的突起，突起表面有许多小棘突。当中枢神经系统损伤时，小胶质细胞可转变为巨噬细胞，吞噬死亡细胞的碎屑。

4. 室管膜细胞 衬在脑室和脊髓中央管的腔面，形成单层上皮，称室管膜。室管膜细胞呈立方或柱形，游离面有许多微绒毛，少数细胞有纤毛。室管膜细胞可产生脑脊液。

（二）周围神经系统的神经胶质细胞

1. 施万细胞 参与周围神经系统中神经纤维的构成，有髓神经纤维和无髓神经纤维中的施万细胞的形态和功能有所差异。施万细胞的外表面都有基膜，也能分泌神经营养因子，促进受损伤的神经元存活及其轴突再生。

2. 卫星细胞 是神经节内包裹神经元胞体的一层扁平或立方形细胞，其核圆或卵圆形，染色质较浓密，细胞外表面有基膜。

四、神经纤维和神经

（一）神 经 纤 维

神经纤维（nerve fiber）由神经元的长轴突及包绕它的神经胶质细胞构成。根据神经胶质细胞是否形成髓鞘，可将其分为有髓神经纤维和无髓神经纤维两类。

1. 有髓神经纤维

(1) 周围神经系统的有髓神经纤维(图 5-4):其施万细胞为长卷筒状,它们一个接一个地套在轴突外面。相邻的施万细胞不完全连接,于神经纤维上这一部位较狭窄,称郎飞结,在这一部位的轴膜部分裸露。相邻两个郎飞结之间的一段神经纤维称结间体。

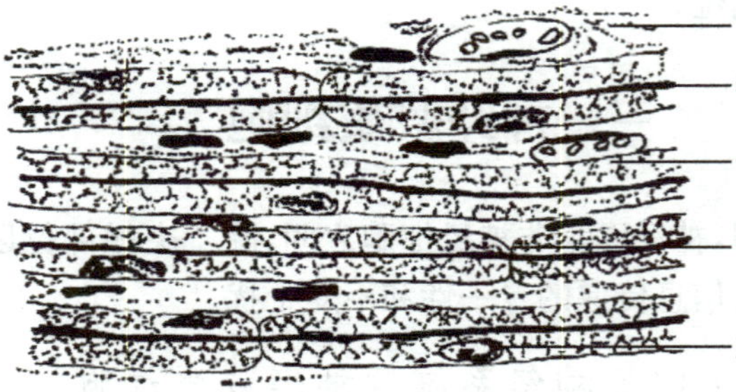

图 5-4 有髓神经纤维光镜结构模式图

(2) 中枢神经系统的有髓神经纤维:其结构基本与周围神经系统的有髓神经纤维相同,但形成髓鞘的细胞是少突胶质细胞。少突胶质细胞的多个突起末端的扁平薄膜可包卷多个轴突,其胞体位于神经纤维之间。中枢有髓神经纤维外表面无基膜。

2. 无髓神经纤维

(1) 周围神经系统的无髓神经纤维:由较细的轴突和包在外面的施万细胞组成,但施万细胞膜不形成髓鞘,也无郎飞结。

(2) 中枢神经系统的无髓神经纤维:轴突外面没有特异性的神经胶质细胞包裹,轴突裸露地走行于有髓神经纤维或神经胶质细胞之间。

神经纤维的功能是沿轴膜传导兴奋。有髓神经纤维的神经冲动呈跳跃式传导,故传导速度快。有髓神经纤维的轴突越粗,结间体越长,传导速度越快。无髓神经纤维因无髓鞘和郎飞结,神经冲动沿轴膜连续传导,故传导速度慢。

(二) 神　　经

周围神经系统的神经纤维集合在一起,外包致密结缔组织共同构成神经(nerve),分布到全身各器官。包裹在一条神经表面的结缔组织称神经外膜。其表面有神经束上皮,是由几层扁平的上皮细胞围绕形成。上皮细胞间有紧密连接,对进出神经纤维束的物质起屏障作用。神经束上皮和束间的结缔组织共同构成神经束膜。在神经纤维束内,每条神经纤维表面的薄层结缔组织称神经内膜。

五、神经末梢

神经末梢是周围神经纤维的终末部分,它们遍布全身,形成各种末梢装置,按功能分为感觉神经末梢和运动神经末梢两大类。

(一) 感觉神经末梢

感觉神经末梢是感觉神经元(假单极神经元)周围突的末端,和周围的其他组织共同构成感受器,其功能是接受刺激,并将刺激转为神经冲动传至中枢。按结构分为以下几类(图 5-5)。

1. 游离神经末梢 是感觉神经纤维终末脱去髓鞘，裸露的细支广泛分布在表皮、角膜和毛囊的上皮细胞之间，或分布在各型结缔组织内，如真皮、骨膜、脑膜、血管外膜、关节囊、肌腱、韧带、筋膜和牙髓等处，参与产生冷、热、轻触和痛的感觉。

2. 触觉小体 分布在皮肤的真皮乳头处。触觉小体呈卵圆形，长轴与皮肤表面垂直，小体内有许多扁平横列的细胞，外包结缔组织被囊。有髓神经纤维进入小体前失去髓鞘，然后盘绕在扁平细胞之间（图 5-5）。触觉小体主要感受触觉。

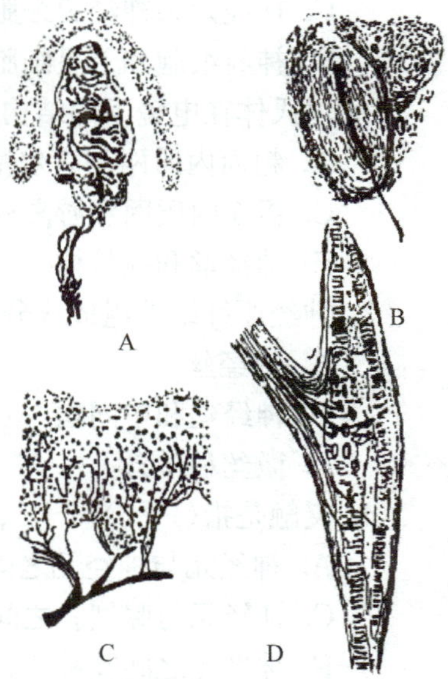

图 5-5 各类感觉神经末梢光镜结构模式图

A. 触觉小体；B. 环层小体；C. 游离神经末梢；D. 肌梭

3. 环层小体 广泛分布在皮下组织、腹膜、肠系膜、韧带和关节囊等处。环层小体较大，呈卵圆形，中央有一条均质状的圆柱体，周围有许多层同心圆排列的扁平细胞。有髓神经纤维进入小体时失去髓鞘，裸露的轴突进入小体中央的圆柱体内。环层小体主要感受压觉和振动觉。

4. 肌梭 是分布在骨骼肌内的梭形结构。表面有结缔组织被囊，内含若干条较细的骨骼肌纤维，称梭内肌纤维。梭内肌纤维的核成串排列，或集中在肌纤维的中段而使该处膨大。感觉神经纤维进入肌梭前失去髓鞘，其轴突分成多支，分别呈环状包绕梭内肌纤维中段的含核部分，或呈花枝样附着在接近中段处。主要感受肌纤维的张力，属本体感受器。

（二）运动神经末梢

运动神经末梢分布在肌组织和腺体，支配肌纤维的收缩，调节腺细胞的分泌。可分为躯体和内脏运动神经末梢两类。

1. 躯体运动神经末梢 分布于骨骼肌。位于脊髓前角或脑干的运动神经元胞体发出的长轴突，至骨骼肌时失去髓鞘，其轴突反复分支；每一分支形成葡萄状终末，并与骨骼肌纤维建立突触连接，此连接区域呈椭圆形板状隆起，称运动终板或神经肌连接。一个运动神经元及其支配的全部骨骼肌纤维合称一个运动单位。

电镜下，运动终板处的骨骼肌纤维表面凹陷成浅槽，槽底肌膜即突触后膜，形成许多皱褶，使突触后膜面积增大。轴突终末（即突触小体）嵌入浅槽，内有圆形突触小泡，当神经冲动到达运动终板时，神经递质释放，与突触后膜中的相应受体结合后，引发肌纤维收缩。

2. 内脏运动神经末梢 分布于心肌、各种内脏及血管的平滑肌和腺体等处。其神经纤维较细，无髓鞘，分支末段呈串珠样膨大，贴附于肌纤维表面或穿行于腺细胞之间，与效应细胞建立突触。

习 题

一、单项选择题

1. 神经组织的组成成分是（ ）

A. 神经细胞和神经纤维　　B. 神经细胞和神经胶质细胞

C. 神经元和神经膜细胞　　D. 神经元和星形胶质细胞
E. 神经细胞和卫星细胞

2. 尼氏体在电镜下的结构是(　　)
A. 粗面内质网和高尔基复合体　　B. 粗面内质网和线粒体
C. 粗面内质网和游离核糖体　　D. 粗面内质网和神经丝
E. 神经丝和线粒体

3. 神经原纤维的组成成分是(　　)
A. 神经丝　　B. 神经丝和微丝
C. 神经丝和中间丝　　D. 神经丝和微管
E. 微丝和微管

4. 突触是指(　　)
A. 神经元与神经元之间的接触点　　B. 神经元与肌细胞之间的接触点
C. 神经元与腺细胞之间的接触点　　D. 神经元与非神经细胞之间的接触点
E. 神经元之间及神经元与非神经细胞之间的接触点

5. 中枢神经系统的髓鞘形成细胞是(　　)
A. 少突胶质细胞　　B. 小胶质细胞
C. 星形胶质细胞　　D. 施万细胞
E. 卫星细胞

6. 肌梭的功能是(　　)
A. 感受痛觉　　B. 引起骨骼肌纤维收缩的效应器
C. 感受肌腱的张力　　D. 感受肌组织内的压力
E. 感受骨骼肌的伸展收缩的变化

7. 树突棘是(　　)
A. 树突的末段　　B. 树突的分支
C. 树突的起端　　D. 树突分支上的小突起
E. 以上都不是

8. 突触可分为(　　)
A. 轴-树和轴-棘突触　　B. 轴-树和轴-体突触
C. 轴-树和轴-轴突触　　D. 树-树和轴体突触
E. 化学突触和电突触

二、填空题

1. 电镜下突触由__________、__________和__________构成,其中能释放神经递质的结构是__________,含有受体的结构是__________。
2. 一根有髓神经纤维在光镜下可分为__________、__________和__________三部分。
3. 运动神经元的轴突末梢与骨骼肌纤维构成的突触叫__________,也叫__________,功能是__________。

三、判断题

1. 神经元内的神经丝分布于胞体、轴突和树突等整个细胞的胞质内。(　　)
2. 突触前成分释放神经递质引起突触后神经元发生兴奋或抑制,主要取决于神经递质及其受体的类型。(　　)

3. 有髓神经纤维的结间体越短，郎飞结越多，其神经冲动的跳跃式传导速度越快。（　）

4. 有髓神经纤维光镜下由神经元轴突、髓鞘、神经膜三部分组成。（　）

四、名词解释

1. 郎飞结　2. 尼氏体　3. 突触小泡　4. 突触

五、简答题

1. 简述尼氏体光镜与电镜结构。

2. 神经元按突起数目不同可分为哪几种？

六、论述题

1. 试述神经元的形态结构。

2. 说明化学突触的超微结构。

实验内容

神　经　元

标本来源：猫脊髓。方法：HE染色。

切片观察：

肉眼　在脊髓横断面中央部分可看到呈“H”形染色较暗的区域，为脊髓的灰质。灰质的一端比较宽大为前角，另一端比较窄小为后角。将前角置于低倍镜下观察。

低倍　前角，可以看到许多大的、多角形细胞，是前角运动神经元，用高倍镜观察。

高倍　神经元的胞体呈多角形，胞质内充满紫蓝色的小块状或颗粒状结构为尼氏体。细胞核很大，圆形、位于中央，核内异染色质较少，染色淡，核仁明显。细胞的突起多被横切。树突内可以看到尼氏体。轴突的起始部呈圆锥形，叫轴丘。轴突内均无尼氏体。

第六章 循环系统

学习要求

1. 掌握心脏壁的结构，大、中动脉的结构特点和功能。
2. 熟悉毛细血管的光镜及电镜结构特点及其分布。
3. 了解静脉的一般结构特点。
4. 了解心脏传导系统中细胞的结构特点。
5. 了解微循环血管的结构特点和功能。

循环系统(circulatory system)是连续而封闭的管道系统，包括心血管系统和淋巴管系统，心血管系统由心脏、动脉、毛细血管和静脉组成，后者由毛细淋巴管、淋巴管和淋巴导管组成。

一、心　脏

(一) 心壁的结构

心壁(heart)从内向外分为心内膜、心肌膜、心外膜三层。

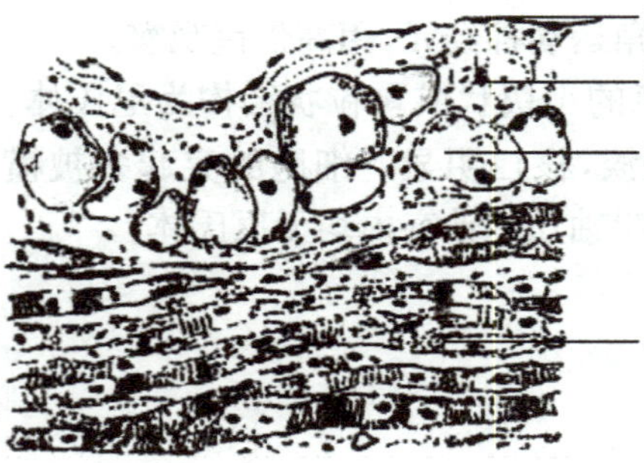

图 6-1　心壁光镜结构模式图

1. 心内膜　由内皮和内皮下层组成。内皮为单层扁平上皮，表面光滑，利于血液流动。内皮下层由结缔组织构成，可分为内、外两层，其中内层薄，为细密结缔组织，有少量平滑肌纤维，外层也称心内膜下层，为疏松结缔组织，含小血管和神经，在心室的心内膜下层分布有心脏传导系统的分支(图 6-1)。

2. 心肌膜　主要由心肌纤维构成，大致可分为内纵、中环、外斜三层。心肌纤维间有少量结缔组织和丰富的毛细血管。心肌膜在心房较薄，左心室最厚。心房肌和心室肌之间，有致密结缔组织构成的支架结构，称心骨骼，心房肌和心室肌分别附着其上。部分心房肌纤维含电子致密的分泌颗粒，颗粒内含心房钠尿肽，具有利尿、排钠、扩张血管和降低血压的作用。

3. 心外膜　即心包脏层，为浆膜。其外表面为间皮，间皮下为疏松结缔组织，含血管、神经和脂肪组织。

4. 心瓣膜　位于房室孔和动脉口处，是心内膜向腔内凸起形成的薄片状结构。其表面为内皮，内部为致密结缔组织，功能是阻止心房和心室收缩时血液倒流。

(二) 心脏传导系统

由心壁内特殊的心肌纤维组成，包括窦房结、房室结、房室束及其各级分支。其功能是产生冲动，并将冲动传导到心脏各部，使心房肌和心室肌按一定的节律收缩。窦房结位于上腔静脉与右心耳交界处的心外膜深部，是心脏的起搏点。心脏传导系统的其余部分均位于心内膜下层。组成心脏传导系统的细胞有三种，即起搏细胞、移行细胞和浦肯野纤维，这些细胞聚集成结或束。

二、动 脉

动脉包括大动脉、中动脉、小动脉和微动脉四种，管壁从内向外均可分为内膜、中膜和外膜三层。随着管腔逐渐变小，管壁各层也发生厚度、结构与组织成分的变化，其中以中膜变化最明显。

（一）大 动 脉

大动脉(large artery)包括主动脉、肺动脉和无名动脉等，管壁中有多层弹性膜和大量弹性纤维，故又称弹性动脉。

1. 内膜 由内皮和内皮下层构成，内皮下层较厚，为疏松结缔组织，含纵行的胶原纤维和少量平滑肌。内皮细胞中，有丰富的W-P小体，这是一种长杆状细胞器，有膜包裹，其内含物可同时与血小板及胶原纤维结合，参与止血与凝血。

2. 中膜 很厚，成人大动脉有40～70层弹性膜和大量弹性纤维。弹性膜由弹性蛋白构成，膜上有窗孔，由弹性纤维相连，弹性膜之间有平滑肌纤维和少量胶原纤维。病理状况下，中膜的平滑肌纤维迁入内膜增生，并产生结缔组织成分，使内膜增厚，是动脉粥样硬化发生过程的重要环节。

3. 外膜 由疏松结缔组织构成，有营养血管，其分支进入中膜。

（二）中 动 脉

除大动脉外，凡在解剖学中有名称的动脉多为中动脉(medium-sized artery)，其管壁的平滑肌相当丰富，故又名肌性动脉(图6-2)。

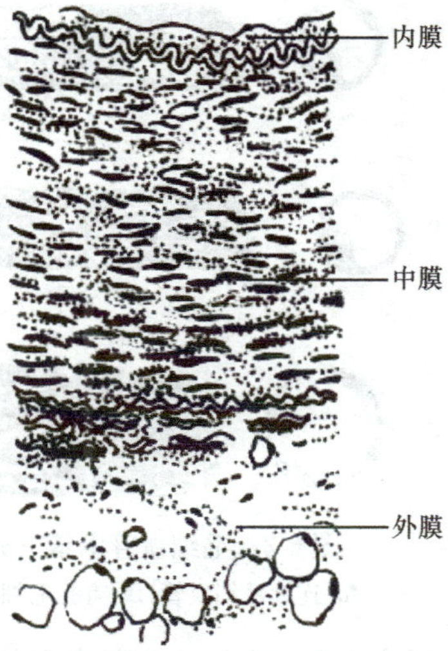

图6-2 中动脉管壁光镜模式图

1. 内膜 内皮下层较薄，在与中膜交界处有一层明显的内弹性膜，在横切面上，由于血管收缩，常呈波浪状。

2. 中膜 较厚，由10～40层环行平滑肌纤维组成，肌间有一些弹性纤维和胶原纤维。在中动脉的发育中，平滑肌纤维可产生胶原纤维和弹性纤维。

3. 外膜 由疏松结缔组织构成，除小血管外，还有较多的神经纤维，多数中动脉的中膜和外膜交界处有明显的外弹性膜。

（三）小 动 脉

小动脉(small artery)管径0.3～1mm，也属于肌性动脉。较大的有明显的内弹性膜，中膜有几层平滑肌纤维，外膜厚度与中膜相近，结构与中动脉相似，但一般缺乏外弹性膜。

（四）微 动 脉

微动脉（arteriole）管径在 0.3mm 以下，无内弹性膜，中膜由 1～2 层平滑肌纤维组成，外膜较薄。

（五）动脉管壁结构与功能的关系

大动脉依靠中膜的弹性膜将心脏间断的射血转变为血管中持续的血流。中动脉依靠中膜的平滑肌，在神经支配下收缩和舒张，可调节分配到身体各部和各器官的血流量。小动脉和微动脉在神经支配下收缩和舒张，能显著调节器官内局部组织血流量。正常血压的维持在相当大程度上取决于小动脉和微动脉产生的外周阻力。

三、毛细血管

管径最细、管壁菲薄、分布最广的血管，它们的分支相互吻合成网，是血液与周围组织内的细胞进行物质交换的主要部位。

（一）毛细血管的结构

毛细血管管壁主要由一层内皮和基膜组成，在两者之间散在分布着一种扁而有突起的周细胞。

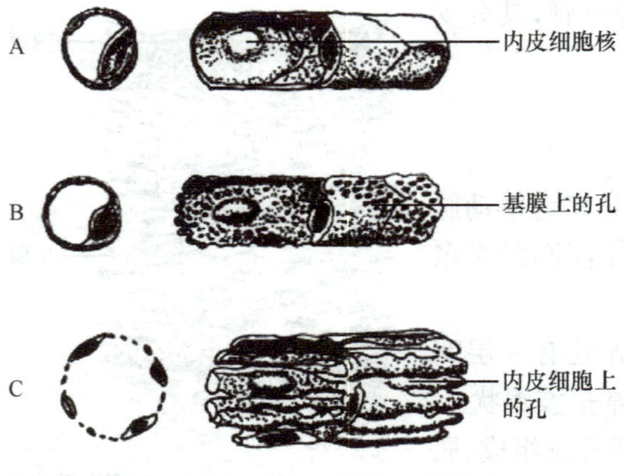

图 6-3 毛细血管电镜下分类模式图

A. 连续毛细血管；B. 有孔毛细血管；C. 血窦

（二）毛细血管的分类

电镜下，根据内皮细胞等结构特点，可以将毛细血管分为三型（图 6-3）。

1. 连续毛细血管 内皮细胞连续，由紧密连接封闭细胞间隙，基膜完整，胞质内有大量吞饮小泡，以吞饮小泡方式在血液和组织液之间进行物质交换。分布于结缔组织、肌组织、中枢神经系统、肺和胸腺等处，参与了血-脑屏障等屏障性结构的组成。

2. 有孔毛细血管 内皮细胞不含核的部分极薄，有许多贯穿胞质的内皮窗孔，一般有隔膜封闭，窗孔易化了血管内外中、小分子物质的交换。分布于胃肠黏膜、肾血管球和某些内分泌腺等处。

3. 血窦 管腔较大且不规则，内皮细胞间隙较大，基膜有的缺如或不完整，血细胞或大分子物质可通过细胞间隙出入血液。分布于肝、脾、骨髓和某些内分泌腺。

四、静 脉

静脉由细至粗逐级汇合，管壁逐渐增厚，因此可分为大静脉、中静脉、小静脉和微静脉。静脉管壁大致也可分为内膜、中膜和外膜三层，但三层界限不如动脉明显。静脉壁的平滑肌和弹性组织不及动脉丰富，结缔组织成分较多，故切片标本中的静脉管壁常呈塌陷状，管腔变扁或不规则。管径 2mm 以上的静脉常有静脉瓣，它由内膜突入管腔而形成，有防止血液逆流的功能。静脉的功能是将身体各部的血液导回心脏，并具有血液贮存的作用。

五、微 循 环

微循环指微动脉到微静脉之间的血循环，是血液循环的基本功能单位。一般由以下几部分组成。

1. 微动脉 通过管壁平滑肌的收缩，起控制微循环的总闸门的作用。

2. 毛细血管前微动脉和中间微动脉

3. 真毛细血管 指中间微动脉分支形成的相互吻合的毛细血管网，即通称的毛细血管。

4. 直捷通路 中间微动脉与微静脉直接相通、距离最短的毛细血管。

5. 动静脉吻合 微动脉发出的、直接与微静脉相通的血管，是调节局部组织血流量的重要结构。

6. 微静脉

六、淋巴管系统

1. 毛细淋巴管 以盲端起始于组织内，与毛细血管相比，管壁薄（仅由内皮和极薄的结缔组织构成，无周细胞），腔大不规则，基膜不连续，通透性大。

2. 淋巴管 管壁薄，由内皮、少量平滑肌和结缔组织构成，瓣膜较多。

3. 淋巴导管 与大静脉相比，管壁薄，三层膜分界明显。

习 题

一、选择题

1. 中动脉中膜的主要成分是（ ）
   A. 胶原纤维　B. 弹性纤维　C. 平滑肌纤维
   D. 网状纤维　E. 神经纤维
2. 管壁的中膜含有 40～70 层弹性膜的血管是（ ）
   A. 中动脉　B. 大动脉　C. 大静脉
   D. 小动脉　E. 微动脉
3. 有孔毛细血管的“孔”位于（ ）
   A. 内皮细胞的连接中　B. 内皮细胞胞质不含核的部分
   C. 基膜上　D. 内皮细胞核
   E. 以上都不是
4. 与动脉相比，有关静脉的特点哪项错误（ ）
   A. 三层膜界限清楚　B. 血容量比动脉大　C. 管壁较薄
   D. 管壁结构差异较大　E. 血液回流主要靠关闭的压力差

5. 下列哪项不是血窦的结构特点（　　）

A. 管腔大而不规则　　B. 内皮细胞之间间隙大　C. 内皮细胞多有孔

D. 基膜不连续或无　　E. 有一层环形平滑肌

二、填空题

1. 心脏的壁由内向外为__________、__________和__________。

2. 电镜下把毛细血管分为__________、__________和__________。

三、判断题

1. 血管内皮细胞具有分泌某些调节因子和物质转换等重要生理功能。（　　）

2. 微循环的功能意义是调节局部组织血流灌注量，对组织和细胞的代谢和功能活动有很大影响。（　　）

四、名词解释

1. 心骨骼　　2. 心瓣膜

五、论述题

比较大动脉、中动脉和小动脉结构的异同点。

实 验 内 容

（一）大动脉和大静脉

材料来源：人腹主动脉及下腔静脉。方法：HE 染色。

大动脉切片观察：

肉眼　切片呈管状或条状。

低倍镜　三层膜分界不明显。

1. 内膜　色淡。

(1) 内皮：为单层扁平上皮。

(2) 内皮下层：较厚，除胶原纤维、弹性纤维外，有时可看到纵走的平滑肌小束，被横切。

(3) 内弹性膜：内弹性膜为几层弹性膜组织，与中膜的弹性膜相连，两者没有明显界限。

2. 中膜　最厚，为 40～70 层发亮的呈波纹状走行的弹性膜，在弹性膜之间有平滑肌和少量的胶原纤维和弹性纤维。

3. 外膜　薄、染色浅，由结缔组织构成含有神经和血管，外弹性膜不明显。

（二）中动脉和中静脉

材料来源：人股动、静脉。方法：HE 染色。

中动脉切片观察：

肉眼　切面上腔小而圆者为动脉，腔大而不规则且壁薄者为静脉。

低倍镜　先找到内弹性膜，内弹性膜为一层染成亮粉色的膜，呈波纹状走行。其下方为中膜与外膜。

高倍镜

1. 内膜

(1) 内皮:单层扁平上皮,位于管腔最内面,可见一层呈蓝紫色的细胞核略向腔内突出,胞质不清楚。有的地方内皮已脱落。

(2) 内皮下层:较薄,为少量结缔组织。

(3) 内弹性膜:为一层呈波纹状走行亮粉色的膜。

2. 中膜 最厚,由 10～40 层环行平滑肌构成,排列紧密,平滑肌纤维间夹杂着少量弹性纤维和胶原纤维。在中膜与外膜交界处可见一些亮粉色大小不等的点状或不规则的结构为外弹性膜。

3. 外膜 为结缔组织,其中有小的血管和神经束。

第七章 免疫系统

学习要求

1. 掌握淋巴结和脾的一般结构与功能。
2. 熟悉淋巴组织的结构及分类。
3. 了解中枢淋巴器官与周围淋巴器官的分类。
4. 了解单核吞噬细胞系统的组成、分布与功能。
5. 了解胸腺的结构和功能及年龄变化。
6. 了解免疫系统的组成及免疫的概念。
7. 了解淋巴细胞再循环及意义，脾的血液循环。

一、免疫系统的组成和功能

免疫系统(immune system)由淋巴器官、淋巴组织和免疫细胞构成。淋巴器官包括中枢淋巴器官(胸腺和骨髓)和外周淋巴器官(淋巴结、脾和扁桃体等)；淋巴组织既是构成外周淋巴器官的主要成分，也广泛分布于消化管和呼吸道等非淋巴器官内；免疫细胞包括淋巴细胞、巨噬细胞、抗原提呈细胞、浆细胞、粒细胞和肥大细胞等。

免疫系统的功能包括免疫防御、免疫监视和免疫稳定。

二、主要的免疫细胞

(一) 淋巴细胞

淋巴细胞(lymphocyte)是构成免疫系统的主要细胞群体，也是执行免疫功能的主要成员。这些细胞在形态上不易区分，主要根据其发生来源、形态特点和免疫功能等方面的不同，分为以下三类。

1. T 细胞 又称胸腺依赖淋巴细胞，参与细胞免疫。

(1) 辅助性 T 细胞(Th 细胞)：辅助 Tc 细胞和 B 细胞进行免疫应答。

(2) 抑制性 T 细胞(Ts 细胞)：调节其他 T 细胞和 B 细胞功能，降低其活性，维持内环境的相对稳定。

(3) 细胞毒性 T 细胞(Tc 细胞)：能直接攻击带有变异抗原的异体细胞、病毒感染细胞及某些肿瘤细胞。

2. B 细胞 又称骨髓依赖淋巴细胞，参与体液免疫，分为两型。B 细胞(Bc 细胞)受抗原刺激后活化增殖，分化形成浆细胞，记忆性 B 细胞(Bm 细胞)活化的 B 细胞少部分形成长寿细胞，再次遇到相同抗原后，能迅速扩增，启动更大范围的免疫应答。

3. NK 细胞 又称自然杀伤细胞，不需要抗原提呈细胞的中介，也不借助抗体，直接杀伤病毒感染细胞和肿瘤细胞。

（二）抗原提呈细胞

抗原提呈细胞能捕捉、加工、处理抗原，并将此抗原信息传递给淋巴细胞。包括巨噬细胞、交错突细胞、面纱细胞、朗格汉斯细胞和血液树突状细胞等。

（三）单核-吞噬细胞系统

来源于骨髓幼单核细胞而又具有吞噬能力的细胞，都属于单核-吞噬细胞系统。是由血液中的单核细胞，结缔组织、淋巴结、脾、骨髓及浆膜腔的巨噬细胞，骨组织的破骨细胞，神经组织的小胶质细胞，肝巨噬细胞，肺巨噬细胞，表皮的朗格汉斯细胞及淋巴组织的交错突细胞等构成。

三、淋巴组织

淋巴组织是以网状组织为支架，网眼中充满大量淋巴细胞及少量的巨噬细胞、浆细胞。可分为：弥散淋巴组织和淋巴小结（淋巴滤泡），主要由 B 淋巴细胞构成。淋巴小结多成圆形，周边染色较深，受抗原刺激后，中央染色较浅部分称生发中心，在发育完好的淋巴小结可区分出帽（常呈新月形）明区和暗区。

四、淋巴器官

以淋巴组织为主要结构成分的器官称淋巴器官（lymphoid organ）。可分为中枢淋巴器官和周围淋巴器官。

（一）胸　　腺

1. 结构

（1）被膜与小叶间隔：在胸腺（thymus）最表面的薄层结缔组织为被膜。被膜的结缔组织可深入实质形成小叶间隔，将胸腺实质分成许多不完整的小叶，每一小叶的周围染色深为皮质，中央染色浅为髓质（图 7-1）。

（2）皮质（cortex）：由胸腺细胞、胸腺上皮细胞和巨噬细胞构成。胸腺细胞排列密集，胸腺上皮细胞数量较少，故皮质染色较深。胸腺上皮细胞多呈星形，有突起，核椭圆形较大，着色浅。相邻细胞之间以桥粒相连形成网状结构，又称胸腺上皮性网状细胞。

（3）髓质（medulla）：因胸腺上皮性网状细胞多，胸腺细胞少，故髓质着色较浅。各小叶的髓质互相通连。髓质中含有胸腺小体，它是髓质中的特殊结构。胸腺小体（thymic corpuscle）是胸腺髓质的特征性结构，呈圆形或卵圆形，大小不等，直径 30～50μm，散在分布，由扁平的胸腺上皮细胞呈同心圆状排列而成。小体外周的细胞幼稚，细胞核明显，细胞可分裂；近小体中心的细胞较成熟，核渐退化，胞质中含有较多的角蛋白，小体中心的细胞则已完全角质化，呈均质嗜酸性，有的已破碎呈透明状。小体中常见巨噬细胞、嗜酸性粒细胞和淋巴细胞，胸腺小体的功能尚不太明确，但缺乏胸腺小体的胸腺不能培育出 T 细胞。

（4）血-胸腺屏障（blood-thymus barrier）：由连续毛细血管内皮及紧密连接、内皮基膜、血管周隙（含巨噬细胞）、胸腺上皮细胞基膜和胸腺上皮细胞组成（图 7-2）。该屏障的作用是阻止异物进入胸腺皮质，维持胸腺内环境稳定，保证胸腺细胞的正常发育。

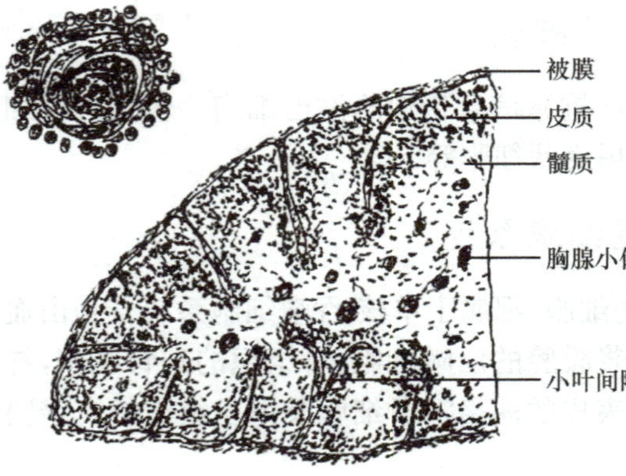

图 7-1 胸腺光镜结构模式图

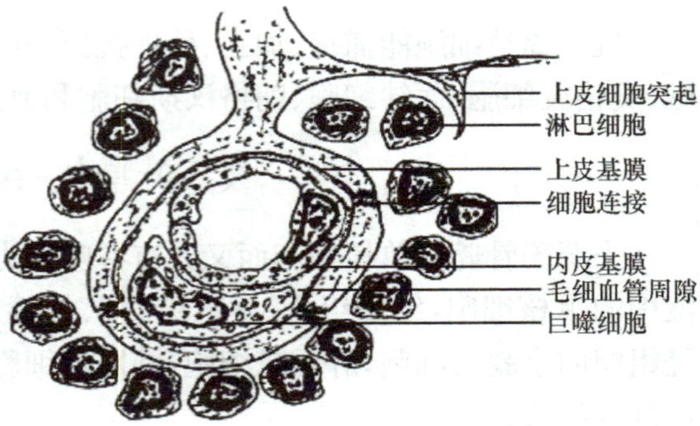

图 7-2 血-胸腺屏障结构模式图

2. 功能

(1) 产生 T 细胞。

(2) 分泌胸腺素和胸腺生成素。

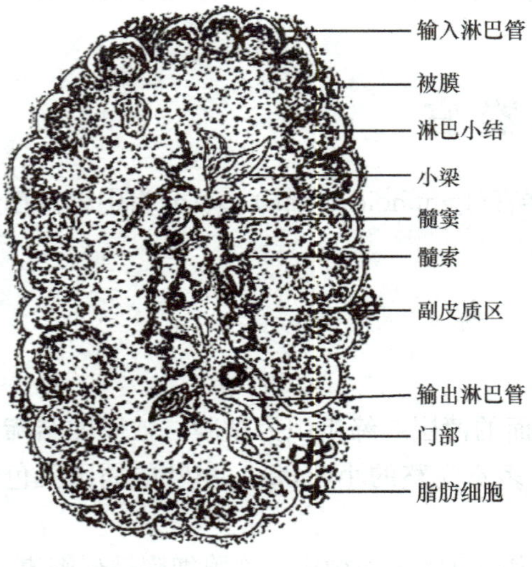

图 7-3 淋巴结光镜结构模式图

（二）淋 巴 结

1. 结构 可呈圆形或椭圆形，一侧凹陷为淋巴结门，周围粉红色结构为被膜。被膜下方的深蓝色部分为皮质，中央浅蓝色部分为髓质(图 7-3)。

(1) 被膜及小梁：被膜包在淋巴结的表面，由较致密的结缔组织构成。被膜伸入淋巴结内形成小梁，染成粉红色。在被膜内有数条输入淋巴管，小梁内有小梁动脉或小梁静脉。

(2) 皮质：位于被膜下方，包括浅层皮质、副皮质区和皮质淋巴窦。

1) 浅层皮质(superfacial cortex)：位于皮质浅层，主要由大量淋巴小结组成，含 B 淋巴细胞。小结多成圆形，周边染色较深，中央染色较浅，此浅色的部分又称生发中心。在发育完好的淋巴小结可区分出帽区(常呈新月形)、明区和暗区。

2) 副皮质(paracortex zone)：位于皮质深层，为较大片的弥散淋巴组织，主要由 T 细胞组成，又称为副皮质区(胸腺依赖区)。

3) 皮质淋巴窦(cortical sinus)：位于被膜下方的淋巴窦为被膜下窦，窦壁由扁平连续的内皮细胞构成，腔内有巨噬细胞。淋巴液在窦腔内缓慢流动，有利于巨噬细胞清除异物。

(3) 髓质(medulla)：由髓索和髓窦构成。在淋巴结的中央有许多染成蓝色的不规则的条索状结构为髓索，主要由 B 淋巴细胞和少量浆细胞、巨噬细胞组成。在髓索之间的明亮部分是髓质淋巴窦(髓窦)。

2. 淋巴结的功能

(1) 过滤淋巴液：当细菌、病毒等抗原物质侵入机体后，很容易进入毛细淋巴管随淋巴液流入淋巴结。当流经淋巴窦时，巨噬细胞可以及时清除它们，起到防御、保护作用。

(2) 参与免疫应答：在淋巴结内，淋巴细胞在抗原刺激下，分别参与机体的细胞免疫和体液免疫。

（三）脾

1. 结构 新鲜脾(spleen)切面，大部分深红色的组织为红髓，散在分布于红髓之间的灰白色点状结构为白髓，二者交界处为边缘区，三者共同构成脾脏的实质。脾的实质主要由淋巴组织构成(图 7-4)。

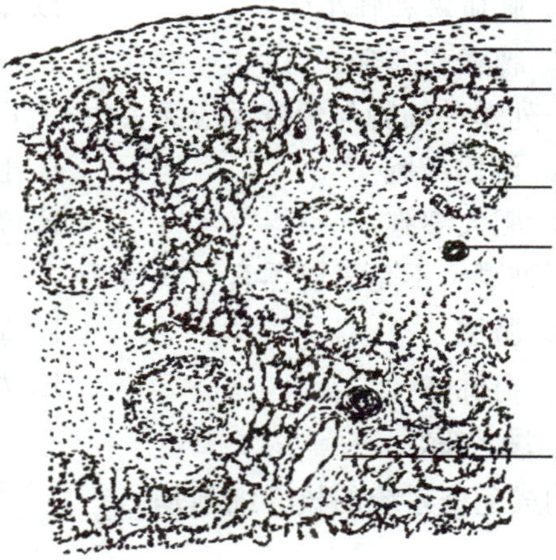

图 7-4 脾光镜结构模式图

(1) 被膜及小梁：被膜位于脾的表面。由结缔组织和平滑肌组成，其表面有单层扁平上皮(间皮)覆盖。被膜深入实质形成小梁，内有小梁动脉或小梁静脉。

(2) 白髓(white pulp)：由动脉周围淋巴鞘和淋巴小结构成。

1) 动脉周围淋巴鞘(periarterial lymphatic sheath)：由位于中央动脉周围的弥散淋巴组织构成，主要为 T 细胞，相当于淋巴结的副皮质。

2) 淋巴小结：又称为脾小体(splenic corpuscle)，位于动脉周围淋巴鞘的一侧，小结中央常可见生发中心。其结构与淋巴结内的淋巴小结相同，主要为 B 淋巴细胞。

(3) 红髓(red pulp)：在白髓之间，由脾索和脾窦组成，脾索之间为脾血窦。

1) 脾索：由富含血细胞和巨噬细胞的淋巴组织构成，呈不规则条索状，相连接成网，网孔即为脾血窦。

2) 脾窦：为不规则形间隙，大小不等，窦壁衬有长杆状内皮细胞，细胞间隙较大，基膜不完整。

(4) 边缘区：在白髓与红髓交界处，淋巴细胞较白髓稀疏，但比红髓密集，内有较多的巨噬细胞。

2. 脾的功能 滤血、贮血、造血与免疫应答。

习 题

一、选择题

1. 胸腺小体位于胸腺的( )

A. 皮质　　B. 皮质与髓质交界处　　C. 皮质和髓质

D. 小叶间隔内　　E. 髓质

2. 淋巴结皮质的组成是( )

A. 淋巴小结、淋巴窦

B. 淋巴小结、淋巴索、淋巴窦

C. 淋巴小结、副皮质区、皮质淋巴窦

D. 淋巴小结、副皮质区

E. 淋巴小结

3. 组成白髓的结构是(　　)

A. 脾索和边缘区　B. 边缘区和脾血窦

C. 脾血窦和脾小体　D. 淋巴小结和动脉周围淋巴鞘

E. 脾索和脾窦

4. 下列哪种细胞与免疫反应无关(　　)

A. 淋巴细胞　B. 巨噬细胞　C. 网状细胞

D. 肥大细胞　E. 浆细胞

5. 下列哪个不是淋巴器官(　　)

A. 胸腺　B. 脾脏　C. 淋巴结

D. 扁桃体　E. 松果体

二、填空题

1. 构成免疫系统的核心细胞是__________,细胞的两种免疫应答方式是__________和__________。

2. 脾的功能有__________,__________,__________,__________。

三、名词解释

胸腺小体

四、简答题

1. 简述血-胸腺屏障的组成。

2. 单核-吞噬细胞系统的定义和组成。

五、论述题

1. 试述淋巴结的结构。

2. 试述脾的结构。

实验内容

(一)淋　巴　结

标本来源:狗淋巴结。方法:HE染色。

切片观察:

肉眼　可见呈圆形或椭圆形组织,一侧凹陷为淋巴结门,周围粉红色结构为被膜。被膜下方的深蓝色部分为皮质,中央色浅部分为髓质

低倍镜　可纵观整个切片后,再从被膜向实质深层逐渐观察。

1. 被膜及小梁　被膜包在淋巴结的表面,由较致密的结缔组织构成。在被膜内有数条输入淋巴管。被膜伸入淋巴结内形成小梁,切片上呈不同的断面,染成粉红色,有的可见小梁动脉或小梁静脉。

2. 皮质　在被膜下方,有很多染成蓝色的淋巴组织团是淋巴小结。小结多成圆形,周边染色较深,中央染色较浅部分称生发中心。在发育完好的淋巴小结可区分出帽(常呈新月形)明区和暗区。在被膜下方和小梁周围的间隙是皮质淋巴窦(皮窦)。淋巴小结之间和皮质深层淋巴组织是弥散淋巴组织。弥散淋巴组织与周围组织无明显界限,即副皮质区

(胸腺依赖区)。

3. 髓质 在淋巴结的中央有许多染成蓝色的不规则的条索状结构为髓索,在髓索之间的间隙是髓质淋巴窦(髓窦)。髓索和髓窦是由什么构成的?

4. 淋巴结门 可见输出淋巴管及动、静脉等。

高倍镜

1. 生发中心 位于淋巴小结的中央,染色较浅,小结帽主要为淋巴细胞,故着色深。明区有较多的网状细胞及少量的巨噬细胞、中淋巴细胞。暗区则由大淋巴细胞构成。明区和暗区构成生发中心。

2. 副皮质区 即胸腺依赖区,位于淋巴小结深处。

3. 淋巴窦(包括皮窦与髓窦) 窦壁由扁平的内皮细胞围成,细胞核长而扁,胞质不清。窦内有淋巴细胞、游离的巨噬细胞及大量的网状细胞。巨噬细胞呈圆形或卵圆形,胞质嗜酸性。网状细胞呈星形,其突起互相连接,细胞核为卵圆形,染色浅,核仁明显。

4. 髓索 主要由B淋巴细胞和少量浆细胞、巨噬细胞组成。

(二) 脾(示教)

标本来源:人脾。方法:HE染色。

切片观察:

肉眼 切片一侧染成粉红色的结构为被膜。被膜内侧的部分为脾实质。在实质中可见散在染成深蓝色的圆形或椭圆形结构,即白髓,其余的部分是红髓和小梁。

低倍镜 从被膜向实质逐渐观察。

1. 被膜与小梁 被膜位于脾的表面。由结缔组织和平滑肌组成,其表面有单层扁平上皮覆盖。被膜深入实质形成小梁,内有小梁动脉或小梁静脉。

2. 白髓 在脾实质内可见许多散在的染成深蓝色的细胞团,即白髓。

(1) 脾小体:即淋巴小结,位于动脉周围淋巴鞘的一侧。小结中央常可见生发中心。

(2) 动脉周围淋巴鞘:在脾小体内的一侧,可见1~2个小动脉为中央动脉,其周围所包绕的淋巴组织,即动脉周围淋巴鞘。

(3) 边缘区:在白髓与红髓交界处,淋巴细胞较白髓稀疏,但比红髓密集,内有较多的巨噬细胞。

3. 红髓 在白髓之间,由脾窦和脾索组成。

(1) 脾窦:为不规则形间隙,大小不等,窦壁衬有长梭形或杆状内皮细胞

(2) 脾索:在脾窦之间,是含各种血细胞的淋巴组织索。

高倍镜

1. 脾索 在脾窦之间,其中能观察到哪些细胞成分?

2. 脾窦 窦腔不规则,窦壁的杆状内皮细胞多被横切,细胞核圆形,突向窦腔。由哪几种细胞组成?

(三) 作业及思考题

1. 完成实验报告(绘图)。

2. 淋巴结和脾的光镜结构有何异同点?

第八章 内分泌系统

学习要求

1. 掌握甲状腺、肾上腺及腺垂体的光镜结构及其分泌的激素。
2. 熟悉内分泌腺的一般结构。
3. 了解神经垂体的结构特点。
4. 了解下丘脑与脑垂体的关系。

内分泌系统(endocrine system)主要由内分泌细胞组成的内分泌腺、内分泌结构及散在分布于其他器官内的内分泌细胞组成。本章主要叙述内分泌腺。内分泌腺的结构特点是:腺细胞通常排列成索状、网状、团状或围成滤泡状;无导管,又称无管腺;腺细胞周围毛细血管丰富。

内分泌系统是机体的重要调节系统,它与神经系统、免疫系统相互调节,共同维持机体的正常状态。内分泌细胞合成和分泌的生物活性物质称为激素。大多数内分泌细胞分泌的激素通过血液循环作用于远处的特定器官、组织和细胞,少部分内分泌细胞分泌的激素可直接作用于邻近的细胞,这种现象称为旁分泌。

人体的激素,按其化学性质可分为含氮激素和类固醇激素两大类。每种激素作用的特定器官或特定细胞,称为该激素的靶器官或靶细胞。靶细胞具有与相应激素相结合的受体,能与相应激素结合而产生效应。含氮激素受体位于靶细胞的膜上,而类固醇激素受体一般位于靶细胞的胞质内。

一、甲 状 腺

甲状腺位于颈前部,分左右两叶,中间以峡部相连。甲状腺表面包以结缔组织被膜,被膜结缔组织深入腺实质,将实质分成许多大小不等的小叶,每个小叶内含有20~40个滤泡。

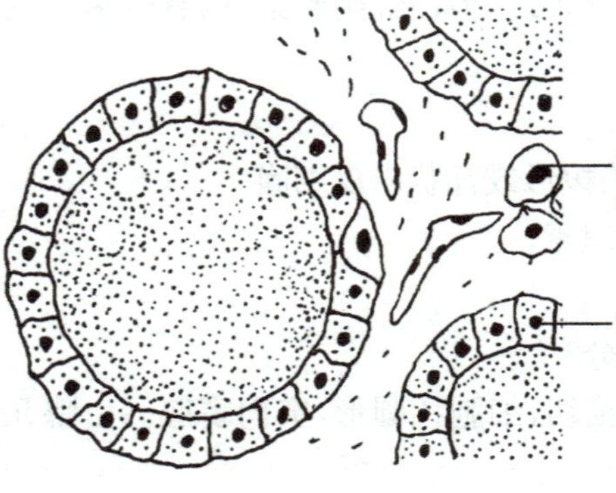

图 8-1 甲状腺光镜结构模式图

甲状腺的组织结构

滤泡是甲状腺的结构和功能单位,大小不等,呈圆形或不规则形,直径 0.02~0.9mm。滤泡主要由单层滤泡上皮细胞围成,滤泡腔内充满胶质,胶质被伊红染成红色,为碘化的甲状腺球蛋白。滤泡间有少量的结缔组织、丰富的毛细血管和成群的滤泡旁细胞(图 8-1)。

1. 滤泡上皮细胞 滤泡上皮细胞是组成滤泡壁的主要细胞,一般为立方形,但可因其功能状态不同而有形态变化。功能活跃时的滤泡上皮细胞呈低柱状,滤泡腔内胶质较少;而功能不活跃的滤泡上皮细胞可呈扁平状,滤泡腔内胶质较多。电镜下,滤泡上皮细胞的游离面有微绒毛,胞质内有发达的粗面内质网,较多的线粒体和溶酶体,高尔基复合体位于核上区。滤泡上皮的基底面有完整的基板,邻近的结缔组织内含有丰富的毛细血管和毛细淋巴管。

滤泡上皮细胞合成和分泌甲状腺激素。甲状腺激素的生成需经过合成、碘化、贮存、重吸收、分解和释放等过程。滤泡上皮细胞从血液中摄取氨基酸（主要是酪氨酸），在粗面内质网合成甲状腺球蛋白的前体，继而运至高尔基复合体加工并浓缩成分泌颗粒，再以胞吐方式排放到滤泡腔内贮存。滤泡上皮细胞基底面的细胞膜上有碘泵，可从血液中摄取碘离子，活化后进入滤泡腔与甲状腺球蛋白结合形成碘化的甲状腺球蛋白，以胶质形式贮存于滤泡腔内。在腺垂体分泌的促甲状腺素作用下，滤泡上皮细胞将碘化甲状腺球蛋白重吸收入胞质，形成胶质小泡。胶质小泡和溶酶体融合，碘化甲状腺球蛋白被溶酶体内的酶分解为大量的四碘甲状腺原氨酸（T_4）和少量的三碘甲状腺原氨酸（T_3），即甲状腺素。T_3和 T_4经细胞基底部释放，入毛细血管。

T_3和 T_4的主要功能是增进机体的新陈代谢，提高神经兴奋性，促进生长发育，尤其对婴幼儿的骨骼和中枢神经系统的发育影响很大。甲状腺功能低下时，甲状腺激素减少，在胎儿和婴幼儿，不仅导致身材矮小，而且脑发育障碍，称呆小症；在成人则引起新陈代谢率降低、毛发稀少、精神呆滞和黏液性水肿。甲状腺功能亢进时，甲状腺素增多，可出现甲状腺功能亢进症。

2. 滤泡旁细胞　滤泡旁细胞常成群分布于滤泡间的结缔组织内或单个散在于滤泡上皮细胞之间。细胞稍大，在 HE 染色标本中胞质着色略淡。电镜下，胞质内含有丰富的粗面内质网、高尔基复合体及许多分泌颗粒。细胞以胞吐方式释放颗粒内的降钙素。降钙素可促进成骨细胞的活动，使骨盐沉积于类骨质，并抑制肾小管和胃肠道对钙的吸收，从而使血钙降低。

二、肾　上　腺

肾上腺位于肾的上方，表面包有结缔组织被膜，少量结缔组织伴随血管和神经深入实质内。肾上腺实质由周围的皮质和中央的髓质两部分构成。

肾上腺的组织结构

1. 皮质　皮质约占肾上腺体积的 80%～90%，根据细胞的形态结构和排列等特征，可将皮质自外向内分为 3 个带，即球状带、束状带和网状带（图 8-2）。

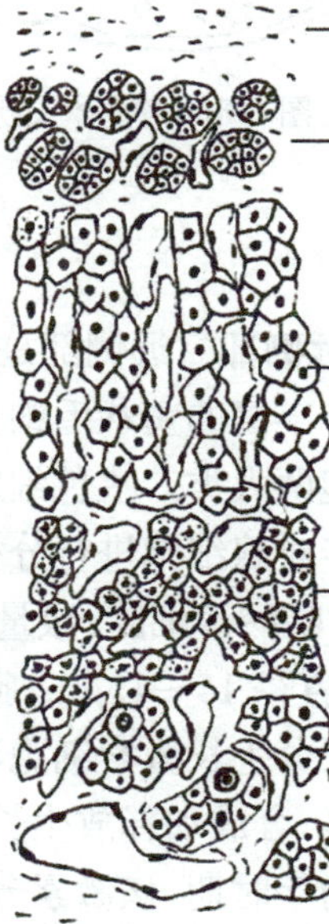

图 8-2　肾上腺光镜模式图

（1）球状带：球状带紧贴被膜下，较薄，约占皮质总体积的 15%。细胞排列成球状团块，细胞团之间为窦样毛细血管和少量结缔组织。细胞较小，呈矮柱状或多边形，胞核小，染色深，胞质少，含少量细小脂滴。球状带细胞分泌盐皮质激素，如醛固酮，可促进肾远曲小管和集合小管重吸收 Na^+及排出 K^+，同时也刺激胃黏膜、唾液腺及汗腺导管吸收 Na^+，使血中 Na^+浓度升高，K^+浓度降低，维持血容量于正常水平。盐皮质激素的分泌受肾素-血管紧张素系统的调节。

（2）束状带：束状带位于球状带的深部，是皮质中最厚的部分，约占皮质总体积的 78%。腺细胞排列成单行或双行的细胞索，索间为窦样毛细血管和少量结缔组织。细胞体积大，呈多边形，胞核圆形，着色浅，胞质内富含脂滴。在 HE 染色标本中，脂滴被溶解，故胞质成泡沫状。束状带细胞分泌糖皮质激素，主要为皮质醇，可促使蛋白质及脂肪分解并转变为糖(糖异生)，并有抑制免疫应答及抗炎症等作用。束状带细胞受腺垂体分泌的促肾上腺皮质激素的调节。

(3) 网状带：网状带位于皮质的最内层，紧靠髓质，占皮质总体积的 7%，细胞排列呈索并相互吻合成网，其间为窦样毛细血管和少量结缔组织。网状带细胞较小，形态不规则，核小染色深。胞质内含少量脂滴和较多脂褐素，故细胞染色较深。网状带细胞主要分泌雄激素、少量糖皮质激素和雌激素，也受促肾上腺皮质激素的调节。

2. 髓质 髓质位于肾上腺的中央，主要由髓质细胞组成。髓质细胞体积较大，呈多边形，排列呈索或团状，细胞间为窦状毛细血管和少量结缔组织。如用含铬盐的固定液固定标本，胞质内出现黄色的嗜铬颗粒，故髓质细胞又称为嗜铬细胞。另外，髓质内还有少量的交感神经节细胞，胞体较大，散在分布于髓质内。

电镜下，根据胞质内所含颗粒的不同，可将髓质细胞分为两种：一种为肾上腺素细胞，其分泌颗粒中的核芯电子密度低，颗粒内含肾上腺素，此种细胞数量多，约占髓质细胞的 80%以上；另一种为去甲肾上腺素细胞，其分泌颗粒中的核芯电子密度高，颗粒内含有去甲肾上腺素。

三、脑　垂　体

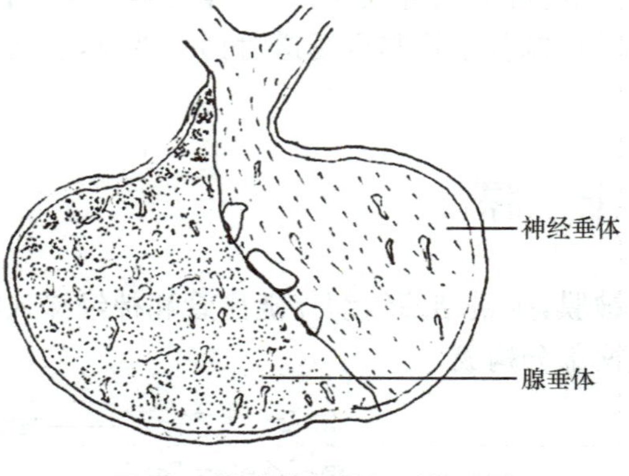

图 8-3　脑垂体矢状切面模式图

脑垂体为一椭圆形小体，体积约 0.5cm×1cm×1cm，重约 0.5g，外包结缔组织被膜，以一蒂与下丘脑相连。脑垂体由腺垂体和神经垂体两部分组成，腺垂体又分为远侧部、中间部和结节部三部分；神经垂体分为神经部和漏斗两部分，漏斗与下丘脑相连。远侧部又称前叶，神经部和中间部合称后叶(图 8-3)。

(一) 腺　垂　体

1. 远侧部 远侧部是构成腺垂体的主要部分，腺细胞排列成团索状，少数围成小滤泡，细胞间有丰富的窦状毛细血管和少量结缔组织。HE 染色标本中，腺细胞分为嗜色细胞和嫌色细胞两大类。嗜色细胞又分为嗜酸性细胞和嗜碱性细胞两种。根据分泌的激素不同，可进一步对腺细胞进行分类，并以所分泌的激素来命名。

(1) 嗜酸性细胞：数量较多，约占远侧部腺细胞总数的 40%，细胞呈圆形或椭圆形，胞体较大，直径 14～19μm，胞质内含许多粗大的嗜酸性颗粒。根据所分泌的激素不同，嗜酸性细胞又分生长激素细胞和催乳激素细胞，用 Mallory 染色法可将其区分。生长激素细胞数量较多，合成和释放生长激素，能促进体内多种代谢过程，尤其刺激骺软骨的生长，使骨增长。幼年时期，该激素分泌不足，可导致垂体侏儒症，分泌过多则引起巨人症；成人时期，该激素分泌过多则发生肢端肥大症。催乳激素细胞胞质内含有粗大、椭圆形或不规则形的分泌颗粒。妊娠和授乳期妇女含有大量催乳激素细胞，而非妊娠和非授乳期的妇女，此细胞数量少，男性更少。催乳激素细胞分泌催乳激素，促进乳腺发育和乳汁分泌。

(2) 嗜碱性细胞：数量较嗜酸性细胞少，约占远侧部腺细胞总数的10%。细胞大小不等，直径15～25μm，呈椭圆形或多边形，胞质内含有嗜碱性颗粒。嗜碱性细胞又可分为3种：①促甲状腺激素细胞，呈多角形，胞质内分泌颗粒较小。分泌促甲状腺激素，促进甲状腺滤泡的增生和甲状腺激素的合成和释放。②促性腺激素细胞，细胞较大，胞质内分泌颗粒大小中等。分泌卵泡刺激素和黄体生成素。在女性卵泡刺激素可促进卵泡发育，在男性则刺激生精小管支持细胞合成雄激素结合蛋白，促进精子的发生。黄体生成素在女性是在卵泡刺激素作用的基础上，促进排卵和黄体的形成及分泌，在男性则刺激睾丸间质细胞分泌雄激素，故又称间质细胞刺激素。③促肾上腺皮质激素细胞，细胞形态不规则，多呈星状或长梭形，胞质内分泌颗粒较大。分泌促肾上腺皮质激素和促脂素，前者主要促进肾上腺皮质束状带分泌糖皮质激素，后者作用于脂肪细胞，使其分解产生脂肪酸。

(3) 嫌色细胞：数量多，约占远侧部腺细胞总数的50%，细胞体积小，呈圆形或多角形，胞质少，着色浅，细胞界限不清。电镜下，部分嫌色细胞内含有少量分泌颗粒，因此认为这些细胞可能是嗜色细胞的初期阶段，或是脱颗粒的嗜色细胞。其余大多数嫌色细胞具有长的分支突起，并伸入腺细胞之间起支持作用。

2. 中间部　人垂体的中间部不发达，只占垂体的2%左右，是位于远侧部和神经部之间的狭窄部分。由嫌色细胞、嗜碱性细胞和一些大小不等含胶质的滤泡组成。

3. 结节部　结节部包围着神经垂体的漏斗柄，在漏斗前方较厚，后方较薄或缺如。此部含有丰富的纵行毛细血管，是垂体中最高度血管化的部分。腺细胞多呈索状排列于血管之间，细胞较小，主要是嫌色细胞，还有少量嗜酸性细胞和嗜碱性细胞。

（二）腺垂体与下丘脑的关系

在正常状态下，各类激素的分泌量是相对稳定的。内分泌腺活动的稳定性，除受神经系统的调节控制外，某些内分泌腺之间的相互协调也起重要作用，其中下丘脑和腺垂体与其他几种内分泌腺之间的相互调节尤为重要。下丘脑的各种神经内分泌细胞分泌的释放激素或释放抑制激素，调节腺垂体相应腺细胞的分泌活动，腺垂体分泌的各种激素又调节相应靶细胞的分泌和其他功能活动。另一方面，靶细胞的分泌物或某种物质(如血糖、血钙等)的浓度变化，反过来又可影响腺垂体和下丘脑的分泌活动，这种调节称为反馈。通过正、负反馈调节以维持机体内环境的相对稳定和正常生理活动。例如，下丘脑的神经内分泌细胞分泌促甲状腺激素释放激素，促进腺垂体远侧部的促甲状腺激素细胞分泌促甲状腺激素，后者又促进甲状腺滤泡上皮细胞合成和分泌甲状腺激素。当血液甲状腺激素达到一定水平时，则引起负反馈作用，抑制下丘脑或腺垂体相应激素的分泌，这样又使甲状腺的分泌功能和血液中的甲状腺激素水平下降。当激素下降到一定水平时，再以正反馈调节使激素分泌增多。

（三）神经垂体及其与下丘脑的关系

神经垂体包括正中隆起、漏斗柄和神经部，主要由大量无髓神经纤维和神经胶质细胞(垂体细胞)组成，并含有丰富的窦状毛细血管和少量网状纤维。

下丘脑的视上核和室旁核含有大型神经内分泌细胞，其轴突经漏斗直抵神经部，是神经部无髓神经纤维的主要来源。这些神经内分泌细胞除具有一般神经元的结构外，胞体内还含有许多分泌颗粒，分泌颗粒沿轴突运输到神经部，有的轴突沿途或终末分泌颗粒常大量聚集，使轴突呈串珠样膨大。在光镜下，神经部内可见大小不等的嗜酸性团块，称赫令体，即为轴突内分泌颗粒大量聚集所成的结构。神经部的神经胶质细胞又称垂体细胞，分布在神经纤维之间，细胞形状、大小不一，通常有数个突起。垂体细胞对神经纤维起支持、营养、保护等作用。

视上核和室旁核的神经内分泌细胞合成加压素和催产素，通过其轴突运至神经部，由此进入窦状毛细血管，再经血流到达靶器官。加压素可使小动脉收缩，升高血压，亦可增强肾远曲小管和集合管重吸收水，使尿量减少，故又称抗利尿激素，该激素分泌减少时，可引起尿崩症。催产素使子宫平滑肌收缩，促进分娩过程，并促进乳汁分泌。由上可见，神经垂体和下丘脑是结构和功能的统一体，两者之间的神经纤维构成下丘脑垂体束，神经垂体是下丘脑激素的贮存和释放部位。

习　题

一、选择题

1. 腺垂体嗜酸性细胞分泌(　　)

A. 催乳激素、生长激素　B. 催产素、生长激素　C. 生长激素、促甲状腺激素

D. 生长激素、促性腺激素　E. 催产素、促甲状腺激素

2. 甲状腺素由何种细胞产生(　　)

A. 垂体细胞　B. 髓质细胞　C. 神经细胞

D. 滤泡上皮细胞　E. 滤泡旁细胞

3. 糖皮质激素主要由肾上腺哪部分分泌(　　)

A. 皮质球状带　B. 皮质束状带　C. 皮质网状带

D. 髓质　E. 嗜铬细胞

4. 呆小症是由于(　　)

A. 儿童期生长激素分泌不足

B. 儿童期甲状激素分泌不足

C. 成人期生长激素分泌不足

D. 成人期甲状激素分泌不足

E. 成人期促甲状腺激素分泌不足

5. 下列哪项不是内分泌腺的特点(　　)

A. 腺细胞排列呈索、团或滤泡状

B. 有丰富的毛细血管

C. 分泌激素

D. 腺细胞的分泌物经导管排出

E. 可单独存在，也可分散在其他器官内

6. 下列哪种细胞不存在于肾上腺髓质(　　)

A. 肾上腺素细胞　B. 嗜铬细胞　C. 神经细胞

D. 去甲肾上腺素细胞　E. 肾间质细胞

7. 下列哪种器官或结构没有内分泌功能(　　)

A. 胰岛　　B. 肾上腺　　C. 黄体

D. 睾丸间质细胞　　E. 神经垂体

二、填空题

1. 肾上腺皮质三个带,由浅至深分别分泌的主要激素是____________、____________和____________。

2. 幼年时生长激素分泌过多引起__________。

三、判断题

1. 腺垂体构成垂体的前叶,神经垂体构成垂体的后叶。(　　)

2. 肾上腺是一个内分泌器官,具有分泌男性激素和女性激素的作用。(　　)

3. 神经垂体能够分泌血管紧张素和催产素。(　　)

4. 巨人症和肢端肥大症均与生长激素分泌过多有关。(　　)

5. 甲状腺素由滤泡旁细胞所产生。(　　)

四、名词解释

1. 内分泌腺　　2. 赫令体

五、简答题

简述肾上腺皮质的三个带及功能。

实验内容

标本来源:人甲状腺。方法:HE染色。

切片观察:

肉眼　标本为红色的团块。

低倍镜　被膜由薄层结缔组织组成,并深入腺内,把腺分成许多不明显的小叶。腺实质由大量含粉红色均质性胶质的甲状腺滤泡和滤泡之间富含毛细血管的结缔组织组成。

高倍镜

(1) 滤泡:大小不等,呈球形、椭圆形或不规则形,主要由单层的滤泡上皮细胞围成。细胞因功能状态不一而呈低柱、立方或扁平状。胞质着色浅,胞核为圆形。泡腔明显,腔内含粉红色胶状物质,在靠近上皮细胞游离面的胶状物质,有时可见许多小空泡。

(2) 滤泡旁细胞:数量少,单个或成群地嵌在滤泡上皮细胞之间或散在于滤泡间的结缔组织中,胞体较大、形状不规则,椭圆形或多边形,胞核较大呈圆形、着色浅、胞质明亮。滤泡间结缔组织富含毛细血管。

(3) 结缔组织和毛细血管:分布在滤泡之间。

第九章 消化系统

学习要求

1. 掌握消化管的基本结构特点。
2. 掌握胃和小肠的结构特点。
3. 掌握胰腺的胰岛结构和功能。
4. 掌握肝小叶的光镜结构。
5. 熟悉小肠黏膜结构特点。
6. 熟悉门管区的形态结构及功能。
7. 了解结肠和阑尾结构特点。
8. 了解唾液腺的基本结构特点。

消化系统(digestive system)由消化管及消化腺组成,主要功能是消化食物、吸收营养和排泄食物残渣。

第一节 消 化 管

消化管(digestive tract)由口腔、咽、食管、胃、小肠和大肠等一系列的管道组成。这些器官的结构具有某些共同的分层规律,又具有各自的结构特点。

一、消化管的一般结构

消化管壁(除口腔和咽外)由内向外分为黏膜、黏膜下层、肌层和外膜 4 层(图 9-1)。

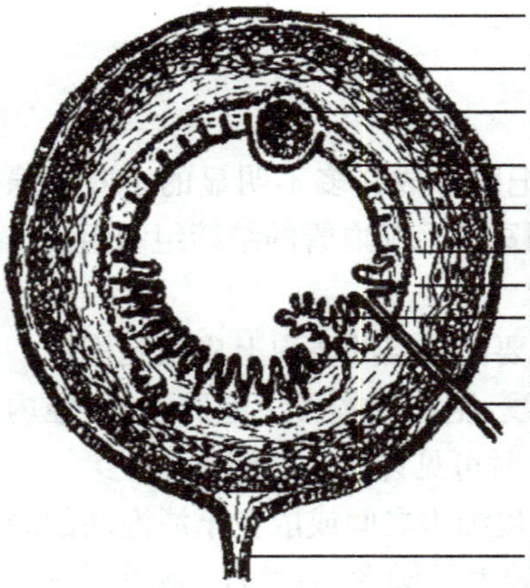

图 9-1 消化管壁一般结构模式图

(一) 黏 膜

黏膜(mucosa)由上皮、固有层和黏膜肌层组成,是消化管各段结构差异最大、功能最重要的部位。

1. 上皮 口腔、咽、食管、肛门为复层扁平上皮(以保护功能为主),其余各段为单层柱状上皮(以消化和吸收功能为主)。

2. 固有层 由结缔组织构成,含有血管、神经、淋巴管、腺体(除食管)和淋巴组织。

3. 黏膜肌层 由薄层平滑肌组成,黏膜肌的收缩有助于腺体的分泌和血液的运行,利于物质吸收和转运。

(二) 黏 膜 下 层

黏膜下层(submucosa)由疏松结缔组织构成。含较大的血管、淋巴管,还有黏膜下神经丛,它是由多极神经元和无髓神经纤维构成。在食管和十二指肠分别含有食管腺和十二指肠腺。在食管、胃和肠等器官，黏膜和黏膜下层共同向管腔突入形成皱襞。

(三) 肌 层

食管上段及肛门为骨骼肌，其余各段为平滑肌。一般分内环、外纵两层，两层间有肌间神经丛，调节肌层的运动。

(四) 外 膜

外膜(adventitia)为纤维膜或浆膜。纤维膜由结缔组织构成，分布于咽、食管、直肠下段。浆膜由结缔组织和间皮构成，分布于胃、小肠、大肠。

二、食 管

食管(oesophagus)腔面有纵行皱襞，食物通过时皱襞消失，管腔扩大。

(一) 黏 膜

上皮为未角化的复层扁平上皮。固有层由细密结缔组织构成。黏膜肌层为薄层纵行平滑肌。

(二) 黏膜下层

黏膜下层为疏松结缔组织，含食管腺(黏液腺)。

(三) 肌 层

肌层分内环形、外纵行两层。食管上段为骨骼肌，下段为平滑肌，中段二者混合存在。

(四) 外 膜

外膜为纤维膜。

三、胃

胃(stomach)是消化管中最膨大的部分，食物入胃后与胃液混合为食糜。胃可贮存食物，初步消化蛋白质，吸收部分水、无机盐和醇类。

(一) 黏 膜

胃黏膜表面有许多沟纹，将黏膜分为许多胃小区。黏膜表面的上皮下陷形成胃小凹，每个胃小凹的底部与3～5条胃腺通连(图9-2)。

1. 上皮 为单层柱状上皮。上皮细胞内充满黏原颗粒，能分泌碱性黏液，保护胃黏膜，称表面黏液细胞。

2. 固有层 结缔组织内含胃腺。在胃底部和胃体部的腺体称胃底腺，在贲门部和幽门部有黏液腺分别称贲门腺和幽门腺。胃底腺(fundic gland)为分支管状腺，由壁细胞、主细胞、颈黏液细胞、内分泌细胞和未分化细胞组成(图9-3)。

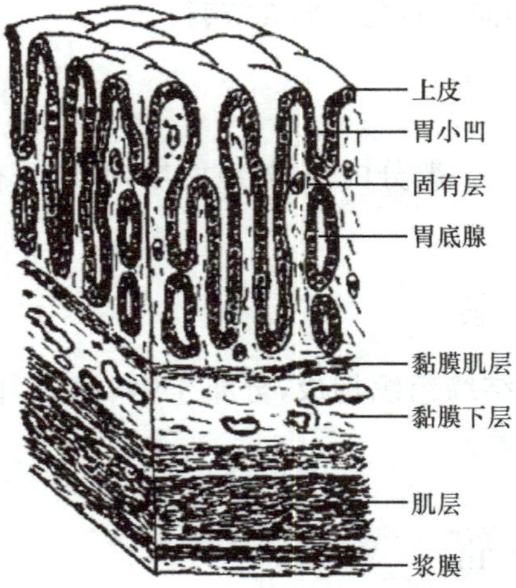

图 9-2 胃底部结构模式图

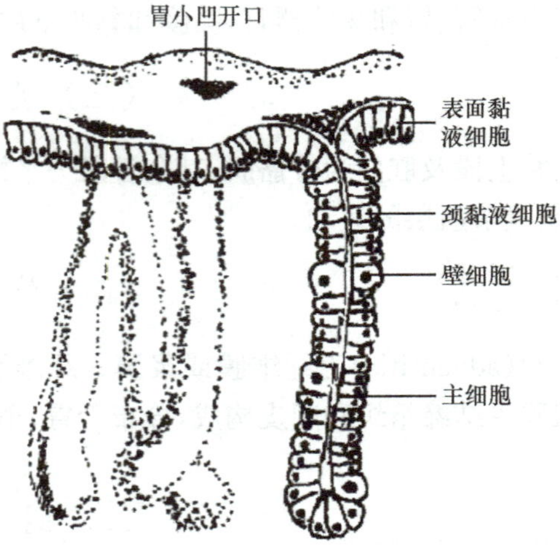

图 9-3 胃底腺模式图

(1) 主细胞(又称胃酶细胞):数量最多,主要分布于腺的下半部。细胞呈柱状,核圆形,位于基部;胞质基部呈强嗜碱性,顶部充满酶原颗粒。主细胞的功能是分泌胃蛋白酶原,经盐酸激活成为胃蛋白酶,可初步分解蛋白质。

(2) 壁细胞(又称盐酸细胞):在腺的上半部较多。此细胞体积大,多呈圆锥形。核圆而深染,居中,可有双核;胞质嗜酸性。功能为形成和分泌盐酸。盐酸可激活胃蛋白酶原,使之变为胃蛋白酶,盐酸还有杀菌作用。壁细胞还能分泌内因子,可促进维生素 B_{12} 的吸收,供红细胞生成所需。

(3) 颈黏液细胞:较少,位于胃底腺顶部,常呈楔形,核扁平,居细胞基底,核上方有很多黏原颗粒,HE 染色浅淡。其分泌物为酸性黏液。

(4) 内分泌细胞:分泌激素。

(5) 未分化细胞:分化为胃上皮及胃腺各种细胞。

3. 黏膜肌层 内环、外纵两层平滑肌。

(二) 黏 膜 下 层

为疏松结缔组织,含有较粗的血管、淋巴管、神经。

(三) 肌　　层

内斜、中环、外纵三层平滑肌。

(四) 外　　膜

外膜为浆膜。

四、小　　肠

小肠(small intestine)是消化和吸收的主要部位,分为十二指肠、空肠和回肠。

(一) 黏　　膜

小肠的黏膜表面有许多环行皱襞和细小的肠绒毛,以增加小肠的吸收面积(扩大 20～30 倍)。皱襞(plica)是黏膜和黏膜下层向肠腔突出形成。绒毛(villus)是上皮和固有层向肠腔突出形成。绒毛表面为单层柱状上皮，中轴为固有层结缔组织(图 9-4)。

肠绒毛根部的上皮下陷至固有层，形成管状小肠腺。小肠腺与绒毛的上皮是连续的，故小肠腺直接开口于肠腔。

1. 上皮 为单层柱状上皮，由吸收细胞、杯状细胞和少量内分泌细胞组成。

2. 固有层 结缔组织内含毛细血管、中央乳糜管(毛细淋巴管)、散在平滑肌、淋巴组织和肠腺。小肠腺由吸收细胞、杯状细胞、潘氏细胞、内分泌细胞和未分化细胞组成。

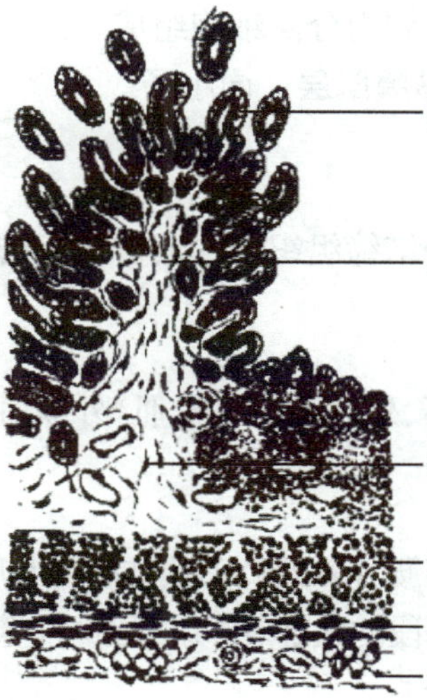

图 9-4 回肠光镜结构模式图

(1) 吸收细胞：数量最多，呈高柱状，核椭圆形，位于细胞基底部。绒毛表面的吸收细胞游离面，在光镜下可见明显的纹状缘，电镜下是由排列密集而规则的微绒毛构成。微绒毛使吸收细胞游离面的表面积扩大约 30 倍。微绒毛表面还有一层细胞衣，其内含消化酶，是小肠消化吸收的重要部位。

(2) 杯状细胞：散在于吸收细胞之间，分泌黏液，有保护和润滑的作用。从十二指肠至回肠末端，杯状细胞逐渐增多。

(3) 潘氏细胞：是小肠腺的特征性细胞，常三五成群，位于腺底部，细胞呈锥体形，胞质顶端含有粗大的嗜酸性颗粒，其内含有防御素和溶菌酶，释放后能杀灭肠道微生物。

(4) 未分化细胞：位于小肠腺下半部，是干细胞。能增殖分化为绒毛表面的上皮细胞和小肠腺的其他细胞。

(5) 内分泌细胞

3. 黏膜肌层 内环、外纵平滑肌。

(二) 黏膜下层

在疏松结缔组织内十二指肠有十二指肠腺，是黏液腺，分泌碱性黏液，保护十二指肠免受胃酸侵蚀。

(三) 肌层

内环、外纵两层平滑肌。

(四) 外膜

除十二指肠后壁为纤维膜外，其余部分为浆膜。

五、结肠

结肠(colon)表面光滑，无绒毛，有半环形皱襞。

(一) 黏膜

1. 上皮 单层柱状，杯状细胞多。

2. 固有层 结缔组织内含孤立淋巴小结和大肠腺。大肠腺由柱状细胞、杯状细胞、未分化细胞和内分泌细胞组成。

3. 黏膜肌层 同小肠

(二) 黏膜下层

疏松结缔组织内含成群的脂肪细胞。

(三) 肌层

内环、外纵两层平滑肌,外纵肌局部增厚形成三条结肠带。

(四) 外膜

在盲肠、横结肠、乙状结肠为浆膜;在升结肠与降结肠的前壁为浆膜,后壁为纤维膜;在直肠上 1/3 段的大部、中 1/3 段的前壁为浆膜,余为纤维膜。外膜含大量脂肪细胞,形成肠脂垂。

六、阑尾

阑尾(appendix)的结构与结肠相似,它具有以下特点:

(1) 大肠腺短小。

(2) 固有层内含有许多淋巴小结和弥散淋巴组织,并伸入黏膜下层。

(3) 黏膜肌层不完整。

(4) 肌层薄。

第二节 消化腺

消化腺(digestive gland)有大、小两种类型,小消化腺位于消化管各段的管壁内,如食管腺、胃腺和肠腺等。大消化腺位于消化管壁之外,是独立的器官,属外分泌腺,分泌物经导管排入消化管内,如唾液腺、胰和肝。消化腺的功能是分泌含各种消化酶的消化液,对食物进行消化。有的消化腺还有内分泌功能或其他重要功能。

一、大唾液腺

大唾液腺有腮腺、下颌下腺和舌下腺各一对,分泌的唾液经导管排入口腔。

(一) 唾液腺的一般结构

大唾液腺外包由结缔组织构成的被膜,结缔组织伸入腺内,将腺体分隔为许多小叶。腺实质由导管和末端的腺泡组成。

1. 腺泡 腺泡(acinus)呈泡状或管泡状,由单层立方或锥体形腺细胞围成,为腺的分泌部。腺细胞与基膜之间有肌上皮细胞,该细胞收缩有助于分泌物的排出。根据腺细胞结构和分泌物的不同,腺泡可分为浆液性、黏液性及混合性三种。

(1) 浆液性腺泡:由浆液性腺细胞围成。HE 染色时,胞质染色较深,核圆形,位于基部。顶部胞质内含有嗜酸性的分泌颗粒(酶原颗粒);基部胞质呈较强嗜碱性,电镜下此处富含粗面内质网和核糖体。分泌物较稀薄,内含唾液淀粉酶。

(2) 黏液性腺泡:由黏液性腺细胞围成。HE 染色时,胞质着色较浅,分泌颗粒不易显示,核扁圆形,位于细胞基部。分泌物为黏稠的黏液(糖蛋白)。电镜下,顶部胞质内有粗大的黏原颗粒和高尔基复合体,基部和两侧胞质有粗面内质网和线粒体。

(3) 混合性腺泡:由浆液性腺细胞和黏液性腺细胞共同组成。常见的形式是在黏液性腺泡的基础上,几个浆液性腺细胞排列成半月形帽状结构附着在腺泡的底部或末端,故称半月。半月的分泌物可经黏液性细胞间的小管释放入腺泡腔内。

2. 导管 导管管壁由单层上皮或复层上皮构成,有分支,末端与腺泡相连,是腺体输出分泌物的管道。按其结构和所在部位可分以下几段:

(1) 闰管(intercalated duct):是导管的起始段,与腺泡相连。管径细,管壁为单层扁平或立方上皮。

(2) 纹状管 (striated duct):又称分泌管,与闰管相连,管壁由单层高柱状上皮组成,核位于细胞上部,基底部可见纵纹,有利于细胞与组织液之间进行水及电解质的转运。

(3) 小叶间导管及总导管:小叶间导管由纹状管汇集形成,走行于小叶间结缔组织内,管壁由单层柱状上皮移行至假复层柱状上皮构成。小叶间导管汇合为一条或几条总导管,在口腔开口处变为复层扁平上皮。

(二) 三种大唾液腺的结构特点

1. 腮腺 为纯浆液性腺,闰管长,纹状管较短。分泌物含大量唾液淀粉酶。

2. 下颌下腺 为混合性腺,浆液性腺泡较多,黏液性和混合性腺泡少,闰管短而不明显,纹状管发达。分泌物含唾液淀粉酶较少,黏液较多。

3. 舌下腺 为混合性腺,以黏液性腺泡为主,也多见混合性腺泡,无闰管,纹状管也较短。分泌物以黏液为主。

二、胰 腺

胰腺(pancreas)表面覆以薄层结缔组织被膜,结缔组织深入腺实质将其分为许多小叶。腺实质由外分泌部和内分泌部组成。

(一) 外分泌部

胰腺的外分泌部占腺体的大部分,为浆液性腺。

1. 腺泡 由浆液性腺细胞构成。腺细胞与基膜之间无肌上皮细胞。腺泡腔内有一些扁平或立方形细胞,称泡心细胞。泡心细胞是闰管起始部的管壁上皮细胞。

胰腺腺泡分泌多种消化酶,如胰蛋白酶原、胰糜蛋白酶原、胰淀粉酶、胰脂肪酶等,分别消化食物中的各种营养成分。腺细胞还分泌一种胰蛋白酶抑制因子,可阻止胰蛋白酶原在胰腺内激活。

2. 导管

(1) 闰管:较长,管径细,由单层扁平或立方上皮构成。

(2) 小叶内导管:闰管汇合形成较短的小叶内导管。由单层立方上皮构成。

(3) 小叶间导管:小叶内导管在小叶间结缔组织内汇合成小叶间导管,管壁由单层立方逐渐移行为单层柱状上皮。

(4) 主导管:小叶间导管汇合成一条主导管,由单层高柱状上皮构成,上皮内有杯状细胞。

胰腺导管上皮细胞分泌水和电解质,与腺泡分泌的消化酶共同组成胰液。

（二）内分泌部

又称为胰岛，是由内分泌细胞组成的球形细胞团，分布于腺泡之间，在 HE 染色中，胰岛细胞着色浅，极易辨别。胰岛细胞排列成团索状，细胞间有丰富的有孔毛细血管。人胰岛主要有 A、B、D、PP 4 种细胞，HE 染色不易区分。

1. A 细胞 A 细胞约占胰岛细胞总数的 20%，细胞较大，常呈多边形，多分布于胰岛的周边部。A 细胞分泌高血糖素，故又称高血糖素细胞。当外源性营养物质不足时，可促进糖原分解，阻止糖原的合成，使血糖升高。

2. B 细胞 约占胰岛细胞总数的 75%，细胞较小，主要位于胰岛的中央部。B 细胞分泌胰岛素，主要参与调节糖代谢，能促进组织、细胞对葡萄糖的摄取和利用，加速葡萄糖合成为糖原，贮存于肝和肌肉中，或促进葡萄糖转变为脂肪酸，贮存于脂肪组织，从而导致血糖水平下降。故此，在胰岛素和高血糖素的协调作用下，机体血糖水平保持相对稳定。

3. D 细胞 D 细胞数量较少，约占胰岛细胞总数的 5%，D 细胞呈卵圆形或梭形，分布于胰岛周边部，A、B 细胞之间。D 细胞分泌生长抑素。

4. PP 细胞 PP 细胞数量很少，但随年龄的增长而有所增加。PP 细胞分泌胰多肽，能抑制胰液分泌，胃肠运动及胆囊收缩。

三、肝

肝(liver)是人体最大的腺体。具有多种重要的生理功能。肝分泌胆汁参与脂类物质的消化和吸收；参与糖、脂类、激素、药物等的代谢；能合成多种蛋白质、脂类等；能清除从胃肠进入的微生物等有害物质。

肝表面被覆有致密结缔组织构成的被膜，大部分被膜外面还有浆膜覆盖。在肝门处结缔组织随门静脉、肝动脉和肝管的分支深入肝实质，将实质分隔成许多肝小叶。

（一）肝小叶

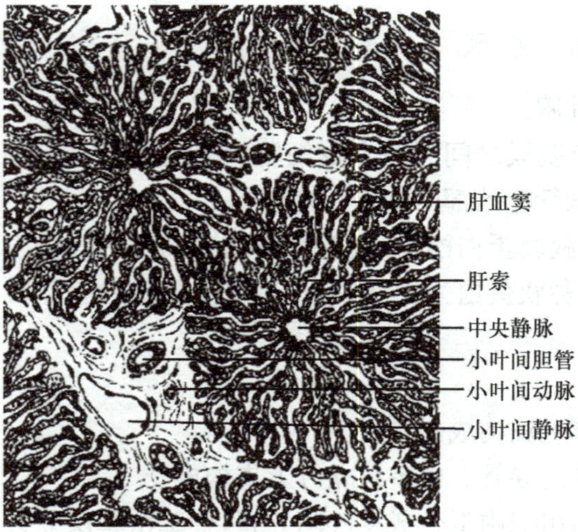

图 9-5 肝小叶和门管区光镜结构模式图

肝小叶(hepatic lobule)是肝的基本结构单位，为不规则的棱柱体，高约 2mm，宽约 1mm，成人肝有约 50 万～100 万个肝小叶。小叶之间有少量结缔组织分隔，人的肝小叶之间结缔组织很少，小叶分界不明显；但有些动物，如猪的肝小叶分界非常明显。肝小叶的中央有一条沿其长轴走行的中央静脉，肝细胞以中央静脉为中心，向周围呈放射状排列成板状结构，称为肝板。肝板由单层肝细胞堆砌而成，有分支，相邻肝板分支互相吻合连接，形成网状结构。小叶周边的一层环形肝板称界板。肝板之间为肝血窦，血窦经肝板上的孔互相连通。在切片中，肝板的断面成索状，故称肝索(图 9-5)。

1. 中央静脉 位于肝小叶的中央，是许多肝血窦在肝小叶中轴汇成的一条静脉，管壁不完整，由内皮和少量结缔组织构成。

2. 肝板　以中央静脉为中心呈放射状排列。肝板由单层肝细胞排列而成。

肝细胞　是构成肝小叶的主要成分，呈多面体形，体积较大，核大而圆，居中，染色浅，核仁清楚。部分肝细胞有双核，多倍体核的肝细胞数量大。胞质嗜酸性，当蛋白质合成旺盛时，胞质出现散在的嗜碱性物质，电镜下胞质内各种细胞器丰富而发达，如线粒体、高尔基复合体、粗面内质网、滑面内质网、溶酶体、过氧化物酶体等，还有糖原、脂滴等包含物。肝细胞有三种不同的功能面，即血窦面、胆小管面和肝细胞之间的连接面。电镜下，血窦面和胆小管面有发达的微绒毛，使细胞表面积增大。在相邻肝细胞之间的连接面上有紧密连接、桥粒和缝隙连接等结构。

3. 肝血窦　位于肝板之间。窦壁由有孔内皮围成，窦腔内有肝巨噬细胞。肝巨噬细胞又称库普弗细胞，是定居肝内的巨噬细胞，位于血窦内或血窦壁上，形态不规则，常以突起附着在内皮细胞上，或穿过内皮细胞窗孔或细胞间隙伸入窦周隙内。肝巨噬细胞来自血液单核细胞，具有变形运动和活跃的吞噬和吞饮能力，属单核吞噬细胞系统，对机体有着重要的防御功能。它可吞噬清除肝内的细菌及各种异物等，并能吞噬和清除衰老和损伤的血细胞。

4. 窦周隙和贮脂细胞　是肝血窦与肝细胞之间狭窄的空隙，其内充满血浆，可进行物质交换。贮脂细胞位于窦周隙内。形态不规则，胞质内含有许多脂滴，可贮存 VitA。

5. 胆小管　是相邻肝细胞的细胞膜局部凹陷围成的微细管道。胆小管附近相邻的肝细胞膜之间有紧密连接、桥粒，以防止胆汁通过肝细胞间隙进入窦周隙内。在病理情况下，如肝细胞发生变性、坏死或胆道堵塞管内压增大时，胆小管正常结构遭破坏，胆汁可通过窦周隙，从而进入血液，造成黄疸。

（二）门　管　区

门静脉、肝动脉和肝管伴随结缔组织进入肝实质，并反复分支。门静脉的分支是小叶间静脉，肝动脉的分支是小叶间动脉，小叶间胆管是肝管的属支。小叶间静脉、小叶间动脉和小叶间胆管相伴行走在肝小叶周围的结缔组织内，称门管区。在肝切片中，门管区呈三角形，位于几个相邻肝小叶之间，结缔组织较多，其内有小叶间动脉、小叶间静脉和小叶间胆管的断面。每个肝小叶周围约有 3～4 个门管区。小叶间静脉是门静脉的分支，管径较粗，腔大而不规则，管壁薄，内皮外仅有极少量平滑肌。小叶间动脉是肝动脉的分支，管径较细，管腔小，管壁相对较薄，内皮外有环形平滑肌。小叶间胆管是肝管的分支，管腔狭小，管壁由单层立方或低柱状上皮构成，细胞核圆形或卵圆形。

（三）肝内胆汁排出途径

肝细胞分泌的胆汁经胆小管从肝小叶的中央流向周边，在小叶边缘处汇集成若干短小闰管，或称 Hering 管。闰管较细，直径约 15μm，由立方上皮围成，细胞着色浅。闰管出肝小叶后，汇入小叶间胆管，小叶间胆管再汇合成左右肝管。肝管管径增大，管壁上皮渐变为单层柱状，于肝门处出肝。

习　题

一、选择题

1. 分泌盐酸的细胞是

A. 主细胞　　　　B. 壁细胞　　　　C. 杯状细胞

D. 潘氏细胞　　E. 未分化细胞

2. 下列哪种细胞是小肠腺的特征性细胞

A. 壁细胞　　B. 潘氏细胞　　C. 杯状细胞

D. 颈黏液细胞　　E. 刷细胞

3. 胃底腺的主细胞可分泌

A. 盐酸　　B. 胃蛋白酶　　C. 胃蛋白酶原

D. 内因子　　E. 维生素 B_{12}

4. 分泌胰岛素的细胞是

A. 泡心细胞　　B. 胰岛 A 细胞　　C. 胰岛 B 细胞

D. 胰岛 D 细胞　　E. 胰岛 PP 细胞

5. 能够扩大小肠表面吸收面积的结构是

A. 绒毛、纤毛、微绒毛　　B. 皱襞、绒毛　　C. 皱襞、微绒毛、纤毛

D. 皱襞、绒毛、微绒毛　　E. 皱襞、纤毛

6. 食管腺位于

A. 黏膜层　　B. 固有层　　C. 黏膜下层

D. 黏膜肌层　　E. 外膜

7. 以下哪种器官的黏膜上皮为复层扁平上皮

A. 胃　　B. 小肠　　C. 结肠

D. 阑尾　　E. 食管

8. 分泌胆汁的是

A. 胆囊　　B. 胆管　　C. 小叶间胆管

D. 肝细胞　　E. 肝血窦

9. 泡心细胞分布于

A. 汗腺分泌部内　　B. 浆液性腺泡内　　C. 黏液性腺泡内

D. 胰腺外分泌部腺泡内　　E. 皮脂腺内

10. 胃黏膜的自我保护机制是

A. 胃黏膜较厚且坚韧

B. 胃黏膜下层内含较粗的血管、淋巴管和神经

C. 颈黏液细胞分泌的可溶性黏液散布于黏膜表面

D. 存在黏液-碳酸氢盐屏障和上皮细胞的快速更新

E. 胃液中的盐酸和胃蛋白酶能特异性地腐蚀和分解胃内容物

11. 胰岛内 B 细胞分泌的激素是

A. 高血糖素　　B. 胰多肽　　C. 生长抑素

D. 胰岛素　　E. 以上都不是

12. 小肠绒毛内的中央乳糜管是

A. 毛细淋巴管　　B. 有孔毛细血管　　C. 连续毛细血管

D. 窦样毛细血管　　E. 小淋巴管

13. 肝的基本结构单位是

A. 肝板　　B. 肝细胞　　C. 肝血窦

D. 胆小管　　E. 肝小叶

二、填空题

1. 组成胃黏膜上皮的细胞主要是__________，其顶部胞质内充满__________。
2. 胃底腺__________细胞分泌的__________缺乏，可致__________吸收障碍，导致恶性贫血。
3. 胰岛内 A、B、D 三种细胞中，细胞数量最多的是________，数量最少的是________，细胞数约占胰岛细胞总数 20%的是________。
4. 肝贮脂细胞分布在__________内，电镜下观察胞质内有许多__________，其中贮存大量__________。

三、判断题

1. 消化管壁内的神经丛主要分布在黏膜下层和肌层内。(　　)
2. 胃底腺的壁细胞胞质呈嗜酸性，是由于胞质内有大量线粒体和发达的滑面内质网。(　　)
3. 胃肠黏膜的腺体内均有一种未分化的细胞，它的增殖分化可不断补充衰老死亡的上皮细胞。(　　)
4. 糖尿病是因为胰岛 A 细胞分泌功能亢进，高血糖素分泌过多，使血糖升高，并从尿中排出。(　　)
5. 胰腺腺泡内的分泌颗粒因细胞功能状态而变化，饥饿时细胞内分泌颗粒减少，进食后细胞内分泌颗粒增多。(　　)
6. 正常人肝内的结缔组织很少，相邻肝小叶常连成一片，分界不清。(　　)
7. 肝小叶内的血流是从周边流向中央，肝小叶内的胆汁是从中央流向周边。(　　)
8. 肝细胞既分泌胆汁，又将多种物质释放入血，故肝细胞兼有外分泌和内分泌的功能特点。(　　)
9. 肝细胞发生变性坏死时，胆小管的正常结构被破坏，胆汁可溢入窦周隙，进入血窦，出现黄疸。(　　)

四、名词解释

1. 皱襞　2. 小肠腺　3. 肠绒毛　4. 中央乳糜管　5. 肝板　6. 肝门管区　7. 窦周隙　8. 胰岛

五、简答题

1. 简述食管的组织学特点。
2. 简述胃底腺的结构。

六、论述题

1. 试述小肠黏膜的结构特点与功能。
2. 试述胃黏膜的组织结构和功能。
3. 试述消化管壁的一般结构。
4. 试述肝小叶的结构。
5. 试述胰腺的微细结构与功能。

实 验 内 容

(一) 空　　肠

材料来源:人的空肠。方法:HE 染色。

肉眼　腔面凹凸不平,切片上可见有数个较高的突起,是小肠环行皱襞的切面,在皱襞的表面可见有许多细小的突起是绒毛。皱襞中央染成粉红色的部分是黏膜下层。其外侧呈深红色的部分是肌层。最外层染色浅者为外膜。

低倍　由内而外分出四层结构,然后逐一观察。

1. 黏膜　在黏膜面的一些大的突起就是环状皱襞,是由黏膜和黏膜下层共同形成的。在皱襞表面和皱襞之间的黏膜表面有许多指状小突起,就是绒毛,可见有各种切面。其表面是单层柱状上皮,其轴心是固有层的结缔组织,柱状上皮细胞表面粉红色的结构为纹状缘(微绒毛),绒毛之间的上皮陷入固有层形成单管状的小肠腺。黏膜肌层由内环外纵两薄层平滑肌构成。

2. 黏膜下层　由疏松结缔组织构成。其中有丰富的血管,有时可见有黏膜下神经丛。

3. 肌层　为内环、外纵两层平滑肌。在两层平滑肌之间有许多大小不等的淡染区,为肌间神经丛。

4. 浆膜　由间皮和结缔组织构成。内含小血管,小神经和少量脂肪细胞。

高倍

1. 绒毛

(1) 上皮是单层柱状上皮,由柱状细胞(吸收细胞)和杯状细胞构成。柱状细胞多,染成粉红色,表面可见有清晰的纹状缘,染成深红色的线条状;核椭圆形,排列整齐。在柱状细胞间夹有少量的杯状细胞,呈高脚酒杯形,胞质明亮,核扁圆或三角形位于基部。

(2) 绒毛中轴是固有层的结缔组织,其中可见丰富的毛细血管。中央部有时可见到管腔较大、管腔不规则的中央乳糜管。腔面的内皮细胞排列较稀疏,上皮外有薄层结缔组织。中轴内还可见到散在的平滑肌细胞。

2. 小肠腺　是单管状腺,镜下可见到各种切面。注意观察小肠腺的各种细胞。

(1) 柱状细胞和杯状细胞:与绒毛上皮细胞相同。

(2) 潘氏细胞:呈锥体形,常三、五成群位于小肠腺的基底部,靠近黏膜肌处。细胞顶部含有许多嗜酸性分泌颗粒,圆而大,染成鲜红色。是小肠的特征性细胞。

(3) 未分化细胞一般不易观察(特染才能观察)。

3. 肌间神经丛　位于内环、外纵两层平滑肌之间,呈椭圆形,染色浅淡,周围有结缔组织包裹。神经丛内有两种细胞成分。

(1) 神经细胞:胞体较大。核大而圆、染色甚浅,核仁大而清晰。

(2) 被囊细胞:即卫星细胞,是神经胶质细胞的一种,位于神经细胞胞体的周围,细胞小,核圆形或椭圆形,染色深。

4. 黏膜下神经丛　位于黏膜下层的深部,结构与肌间神经丛相同,但很小不易找到。

(二) 肝

材料来源:人肝。方法:HE 染色。

低倍 肝的表面有浆膜和致密结缔组织被膜，肝实质内有很多的多边形肝小叶，小叶之间的结缔组织很少，所以没有完全把肝小叶分隔开。小叶中央有一个小白腔是中央静脉，肝索成放射状排列，并互相吻合，染成粉红色；肝索之间的白色间隙是肝血窦，与中央静脉相通。几个肝小叶之间结缔组织多的地方是门管区，内含有三种主要管道。

高倍

1. 肝小叶

(1) 中央静脉：管壁薄，仅有一层内皮细胞。

(2) 肝索：由一排多边形的肝细胞连接在一起形成的索条状结构，立体看呈板状，故又叫肝板互相吻合成网状。肝细胞胞质嗜酸性，染成红色，核圆，位于细胞中央。有的核大，染色深，为多倍体核。多数肝细胞只有一个核，有的肝细胞有两个核。

(3) 肝血窦：窦腔不规则，窦壁由内皮细胞构成。窦腔中可见有胞体较大，具有突起的星形细胞即为肝巨噬细胞，也叫库普弗细胞(Kupffer 细胞)。肝血窦与肝索间的小间隙为窦周隙。

2. 门管区

(1) 小叶间胆管：管壁由单层立方或单层柱状上皮组成。

(2) 小叶间动脉：管腔小而圆，壁较厚，由内皮和几层环行平滑肌围成。

(3) 小叶间静脉：管腔大而不规则，壁很薄。管腔内常见有血细胞。

3. 小叶下静脉 在肝小叶之间有时可见单独走行的小静脉，其直径较中央静脉大，管壁也较厚，内皮和少量结缔组织构成。

(三) 胃(示教)

材料来源：人胃底部。方法：HE 染色。

肉眼 管壁依次可见蓝紫色的一面为黏膜，浅染的一层为黏膜下层，其外侧红染的厚层为肌层。

低倍 先分清胃壁的四层结构，再重点观察黏膜的结构。

1. 黏膜

(1) 上皮：为单层柱状上皮。上皮向下凹陷形成许多胃小凹。可见胃小凹各种切面，有的与固有层的腺体相连，选纵切面处观察。

(2) 固有层：很厚，有大量的胃底腺，腺体之间仅有少量的结缔组织。腺体被切成各种切面，可分为颈部(连接胃小凹处)、体部和底部(接近黏膜肌处)。

(3) 黏膜肌层：可以分出内环行和外纵行两层薄的平滑肌。

2. 黏膜下层 由疏松结缔组织构成，内含血管和神经丛。

3. 肌层 较厚，可分内斜、中环和外纵三层平滑肌，但层次多不易分清。

4. 浆膜 由结缔组织和表面的间皮组成。

高倍

1. 上皮 是单层柱状上皮。细胞顶部胞质内充满黏原颗粒，不易着色，因此，HE 染色时发亮，呈现透明区。不是杯状细胞，细胞核椭圆形，位于细胞基部。

2. 胃底腺

(1) 壁细胞：主要分布在腺体的颈部和体部，细胞较大，呈圆形或锥体形。一部分细胞的顶部达不到腺腔，基部突出腺体外表面。细胞质嗜酸性染成红色，核圆形位于细胞中央，有的可见双核。

(2) 主细胞:数量最多,常成群分布,主要分布在腺的体部和底部,细胞呈柱形,胞质嗜碱性染成蓝紫色,核圆形位于细胞基部。

(3) 颈黏液细胞:数量最少,位于腺的颈部,夹在壁细胞之间,常常2~3个聚集在一起,呈柱状或烧杯状,胞质着色浅,核扁圆形或新月形,位于细胞基部。

(四) 胰腺(示教)

材料来源:人胰腺。方法:HE染色。

低倍 胰腺表面的结缔组织被膜较薄,小叶分界不明显。

1. 腺泡 小叶内大部分是外分泌部的腺泡,染成暗红色。

2. 闰管 很长,在腺泡之间,由单层扁平上皮或矮的立方上皮构成,染色淡,管腔小。

3. 小叶内导管 位于小叶内,管壁由单层立方上皮构成,管腔比闰管的大。

4. 小叶间导管 位于小叶间结缔组织内,管壁由单层柱状上皮构成,管腔大。

5. 胰岛 是染色浅淡、大小不等的细胞团,周围包有少量的结缔组织,散在于外分泌部腺泡之间。

高倍

腺泡 属浆液性腺泡,但比腮腺的腺泡大。细胞顶部含有嗜酸性的酶原颗粒染成红色,细胞基部强嗜碱性而染成紫蓝色。核圆形位于细胞的基底部。腺腔小,含有泡心细胞,其特点是体积小,染色淡,核小圆形。

第十章 呼吸系统

学习要求

1. 掌握肺泡上皮的结构与功能。
2. 掌握气血屏障的组成与功能。
3. 熟悉气管和肺实质的结构。
4. 了解肺的血管、淋巴管和神经的分布。

一、气管和主支气管

气管和主支气管管壁由内向外分为:黏膜、黏膜下层和外膜(图 10-1)。

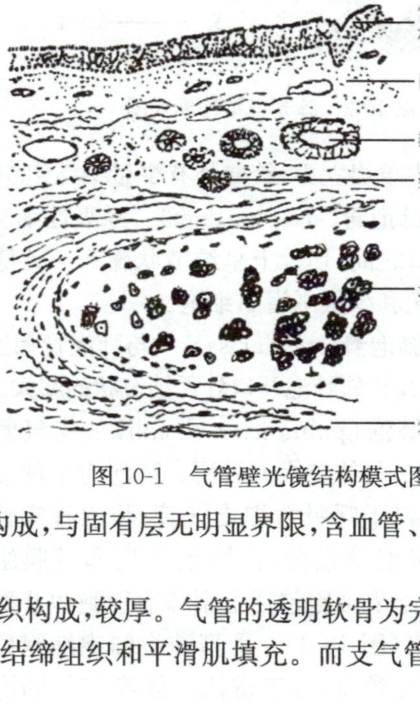

图 10-1 气管壁光镜结构模式图

1. 黏膜(mucosa) 由上皮和固有层组成。

(1) 上皮:假复层纤毛柱状上皮,基膜明显。上皮由纤毛细胞、杯状细胞、基底细胞、刷细胞和小颗粒细胞组成。其中纤毛细胞较多,纤毛具有节律性摆动功能;杯状细胞可分泌黏液;基底细胞具有分裂增殖的作用。

(2) 固有层:位于上皮的深面,致密结缔组织构成,含血管、淋巴管、淋巴组织和腺体的导管。

2. 黏膜下层(submucosa) 疏松结缔组织构成,与固有层无明显界限,含血管、淋巴管、神经和气管腺(混合性腺)。

3. 外膜(adventitia) 由透明软骨和结缔组织构成,较厚。气管的透明软骨为完整的 C 字形,构成气管壁的支架,缺口处为气管后壁,由结缔组织和平滑肌填充。而支气管外膜则为不规则的软骨片。

二、肺

肺(lung)表面有光滑的浆膜(胸膜脏层)。肺组织分为肺实质和肺间质。肺实质是指各级气管的分支及肺泡。肺间质是指结缔组织,(含血管、淋巴管和神经等)。主支气管从肺门入肺后反复分支,呈树枝状,称支气管树。主支气管分支进入每个肺段,称段支气管。段支气管的反复分支即为小支气管。管径为 1mm 的为细支气管。细支气管的末端称终末细支气管。从叶支气管到终末细支气管,是传送气体的通道,为肺的导气部。终末细支气管的以下分支,具有气体交换功能,为肺呼吸部,包括呼吸性细支气管、肺泡管、肺泡囊、肺泡。每个细支气管连同它的各级分支和肺泡构成一个肺小叶,它是肺的结构与功能单位。

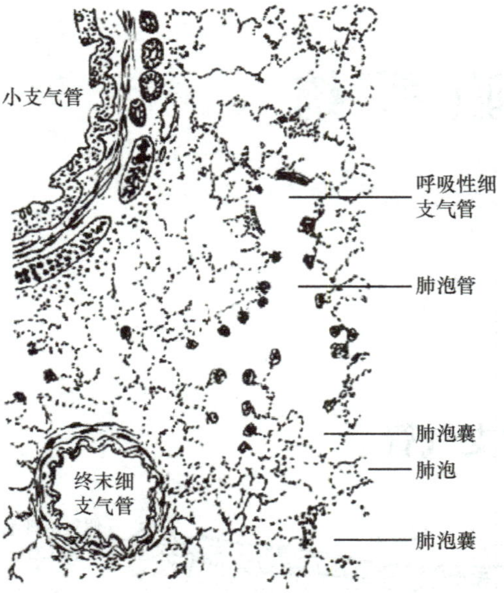

图 10-2 肺光镜结构模式图

（一）肺导气部

肺导气部由叶支气管、段支气管、小支气管、细支气管、终末细支气管组成。其管道反复分支，随着管径逐渐变细，管壁变薄，结构发生移行变化，其特点如下：管径变细，管壁逐渐变薄；上皮由假复层纤毛柱状上皮过渡移行为单层纤毛柱状上皮，最后转变为单层柱状；上皮杯状细胞逐渐减少直到消失；平滑肌逐渐增多呈环层；混合腺逐渐减少最后消失；软骨呈碎片状，最终消失（图 10-2）。

（二）肺呼吸部

由呼吸性细支气管、肺泡管、肺泡囊和肺泡四部分组成。

1. 呼吸性细支气管（respiratory bronchiole） 有少量肺泡开口，管壁不完整。管壁薄，管壁上皮单层立方，管壁外有少量结缔组织和平滑肌包绕。

2. 肺泡管（alveolar duct） 呼吸性细支气管的分支。由许多肺泡开口形成，管壁相邻肺泡开口之间，切片上呈结节状膨大。此膨大的管壁表面为单层立方上皮，上皮外有薄层结缔组织和少量平滑肌细胞。

3. 肺泡囊（aveolar sac） 与肺泡管相连续，为许多肺泡共同开口而成的囊状腔，无明显的管壁，其相邻肺泡开口处无结节状的膨大。

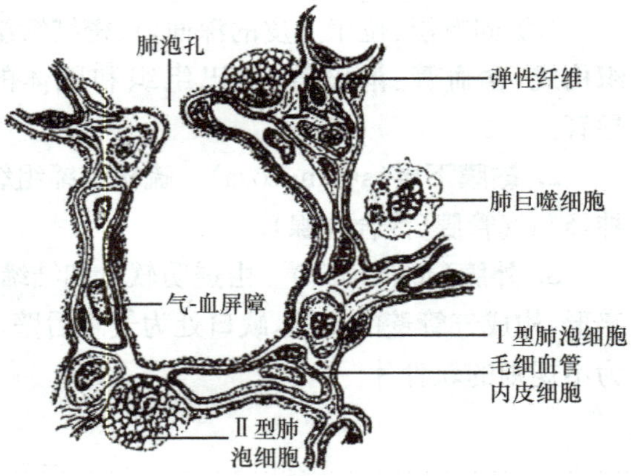

图 10-3 肺泡、肺泡隔和肺泡孔结构模式图

4. 肺泡（pulmonary alveoli） 支气管树的终末，气体交换的场所。肺泡为半球形小囊，开口于呼吸性细支气管、肺泡管或肺泡囊。肺泡壁很薄，由肺泡上皮和基膜组成，肺泡上皮细胞包括Ⅰ型肺泡细胞和Ⅱ型肺泡细胞（图 10-3）。Ⅰ型肺泡细胞细胞扁平，含核处稍厚，难于辨认。覆盖 95%肺泡表面，是气体交换的部位；Ⅱ型肺泡细胞数量稍多，位于Ⅰ型肺泡细胞之间。细胞立方形，核圆形，胞质着色浅，呈泡沫状。胞质内含板层小体，可分泌表面活性物质，降低肺泡表面张力。

5. 肺泡隔（alveolar septum） 相邻肺泡之间的结缔组织，含丰富的连续毛细血管、弹性纤维及巨噬细胞等。肺巨噬细胞位于肺泡隔、肺泡腔，吞噬大量尘埃颗粒称尘细胞（dust cell）。

6. 气血屏障（blood-air barrier） 肺泡与毛细血管之间进行气体交换所通过的结构，包括肺泡表面液体层、Ⅰ型肺泡细胞与基膜、薄层结缔组织和连续毛细血管基膜与内皮共同构成。

7. 肺泡孔（alveolar pore） 相邻肺泡之间气体流通的小孔，通过肺泡孔可以均衡肺泡内气体含量。

习 题

一、选择题

1. 肺导气部包括(　　)
   A. 呼吸性细支气管　B. 终末细支气管　C. 肺泡管
   D. 肺泡囊　E. 肺泡
2. 分泌肺泡表面活性物质的细胞是(　　)
   A. 尘细胞　B. 肺血管内皮细胞　C. Ⅰ型肺泡细胞
   D. Ⅱ型肺泡细胞　E. 巨噬细胞
3. 管壁呈结节状膨大的结构是(　　)
   A. 终末细支气管　B. 呼吸性细支气管　C. 肺泡管
   D. 肺泡囊　E. 肺泡
4. 关于肺巨噬细胞的叙述,下列哪项是错误的(　　)
   A. 可见于肺泡隔和肺泡腔内　B. 来源于单核细胞　C. 吞噬尘粒后称尘细胞
   D. 肺的重要净化装置　E. 可因黏液流动和纤毛摆动而咳出
5. 关于终末细支气管的结构,下列哪项是错误的(　　)
   A. 上皮为单层柱状　B. 上皮无杯状细胞　C. 腺体和软骨消失
   D. 平滑肌呈明显环行　E. 偶见肺泡开口

二、填空题

1. 肺的导气部由__________、__________、__________;呼吸部__________、__________、__________、__________等构成。
2. 肺泡上皮包括:(1)__________,功能是__________;(2)__________,功能是__________。

三、名词解释

1. 气血屏障　2. 肺泡隔　3. 肺泡孔　4. 尘细胞

四、简答题

1. 肺实质按功能可分哪些部分?
2. 简述气血屏障的组成。

五、论述题

1. 试述肺泡的结构和功能。
2. 试述气管壁结构。

实 验 内 容

(一) 肺

材料来源:人肺。方法:HE 染色。

低倍　肺最表面包有浆膜为胸膜脏层,故光滑。内部实质部分可区分为导气部及呼吸部。

1. 导气部

(1) 肺内小支气管:管腔较大,管壁由黏膜、黏膜下层和外膜构成。

黏膜　表面被覆假复层纤毛柱状上皮,深层有环行平滑肌束。

黏膜下层　由结缔组织组成,其中含少量混合腺。

外膜　由透明软骨片和结缔组织构成。

(2) 细支气管及终末细支气管:细支气管的管腔比小支气管小,管壁也薄。黏膜突向管腔,在横切面上呈星形。上皮是单层纤毛柱状上皮,周围有较多平滑肌环绕。上皮中的杯状细胞、黏膜下层的混合腺及外膜的软骨片明显减少乃至消失。终末细支气管管腔小,杯状细胞、混合腺、软骨片完全消失,平滑肌形成完整的环行层。

2. 呼吸部

(1) 呼吸性细支气管:管壁上出现肺泡,管腔不规则。管壁内衬有单层柱状或立方上皮。外面围着少量结缔组织与平滑肌束。

(2) 肺泡管和肺泡囊:肺泡管的管壁几乎全由肺泡围成,相邻肺泡开口处的肺泡隔末端呈结节状膨大,内含平滑肌细胞,染成红色,表面有立方形或扁平上皮覆盖。肺泡囊是许多肺泡的共同开口处,其肺泡隔末端无结节状膨大。

(3) 肺泡:切片中囊泡状结构都是肺泡,由单层扁平上皮围成。相邻肺泡之间的结缔组织为肺泡隔。

高倍　肺泡壁的Ⅰ型肺泡细胞扁平,有核部分稍厚,突向肺泡腔,核扁圆。较大的立方细胞为Ⅱ型肺泡细胞,细胞核圆形,核周围细胞质染色淡。肺泡隔内有少量结缔组织和丰富的毛细血管。在肺泡隔或肺泡腔内常见肺巨噬细胞,其胞体较大,形状不一,胞质内有大量黑褐色颗粒者为尘细胞。

(二) 气管(示教)

材料来源:人气管。方法:HE 染色。

肉眼　内面为气管黏膜面,管壁深蓝色结构是透明软骨,软骨环呈"C"字形。

低倍　管壁由内向外分黏膜、黏膜下层和外膜。

高倍

1. 黏膜　黏膜上皮为假复层纤毛柱状上皮,游离面可见纤毛。上皮下方基膜较明显。固有层中弹性纤维较多,还有气管腺的导管、血管、神经与淋巴组织和浆细胞。

2. 黏膜下层　与固有层分界不清,疏松结缔组织构成,含较多气管腺(混合腺)。

3. 外膜　由透明软骨和结缔组织构成。

第十一章 泌尿系统

学习要求

1. 掌握肾单位及滤过屏障的组成。
2. 熟悉肾小体和肾小管的结构特点及功能。
3. 了解球旁复合体的组成、结构与功能。
4. 了解膀胱的一般结构。
5. 了解肾盏、肾盂、输尿管的结构。

泌尿系统(urinary system)由肾、输尿管、膀胱和尿道组成。

一、肾的一般结构

肾(kidney)表面的被膜由致密结缔组织组成。肾实质分为皮质和髓质。皮质是由髓放线和皮质迷路组成。髓质由十几个肾锥体组成。肾锥体的尖端突入肾小盏内,称肾乳头,是集合管的开口。肾锥体呈条纹状,由许多直行管道组成。从肾锥体底呈辐射状伸向皮质的条纹称髓放线。髓放线之间的皮质称皮质迷路,呈颗粒状,由肾小体和弯曲管道组成。肾锥体之间有皮质伸入,称为肾柱,由肾小体和弯曲管道组成。以髓放线为中轴,髓放线及其周围的 1/2 皮质迷路构成一个肾小叶。

二、肾 实 质

肾实质主要由大量肾单位和集合管构成,其间有少量结缔组织、血管和神经等构成肾间质。

(一) 肾 单 位

肾单位(nephron)是肾的结构与功能基本单位,由肾小体和肾小管组成。

1. 肾小体(renal corpuscle) 呈球形,故又称肾小球,直径约 200μm,由血管球和肾小囊组成。肾小体有两个极,一端是微动脉出入处,为血管极;对侧端与肾小管起始部相连,称尿极(图 11-1)。

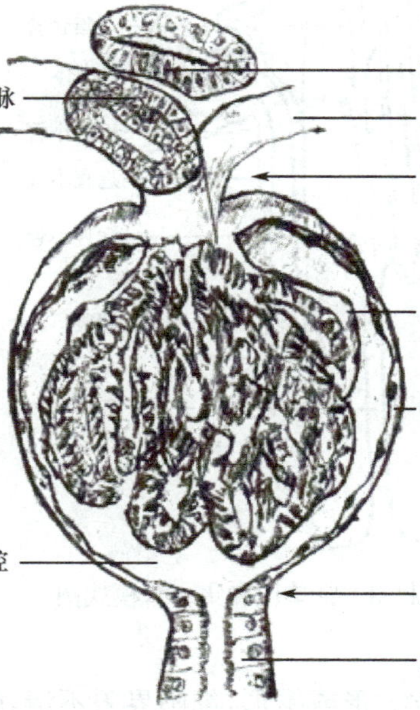

图 11-1 肾小体与球旁复合体立体模式图

血管球是肾小囊中盘曲成团的毛细血管。一条入球微动脉从血管极进入肾小囊形成网状毛细血管袢,再汇成一条出球微动脉,又从血管极处离开肾小囊。因此,血管球是一种独特的动脉性毛细血管网,电镜下,毛细血管为有孔型,有利于血液中的小分子物质滤过。

肾小囊是包裹血管球的杯状双层囊，由肾小管起始部膨大凹陷而成。外层或称壁层，为单层扁平上皮，内层或称脏层，由足细胞组成，两层间的狭窄腔隙为肾小囊腔，与近曲小管相通，足细胞体积较大，电镜下可见有许多初级突起，从初级突起上再分出许多指状的次级突起，相邻次级突起互相嵌合成栅栏状，紧贴在毛细血管基膜外面，突起之间有约 25nm 的裂隙，称裂孔，裂孔上覆盖一层薄膜，称裂孔膜(图 11-2)。

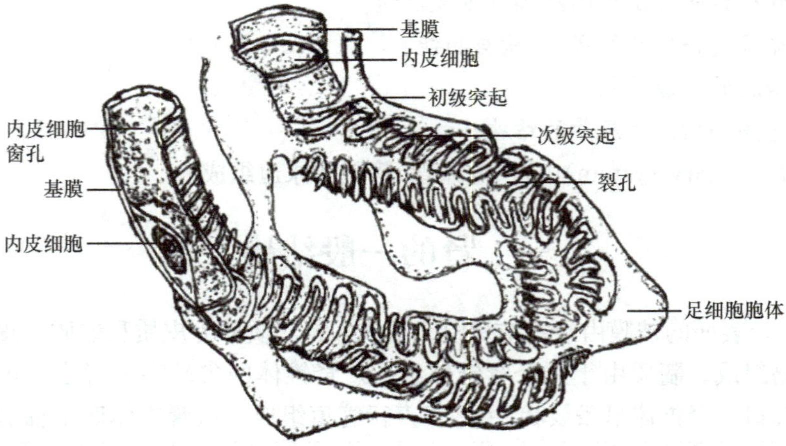

图 11-2　滤过屏障超微结构立体模式图

在毛细血管内皮细胞基底面与足细胞之间存在较厚的基膜，电镜下分为三层，中层厚而致密，内、外层薄而稀疏。

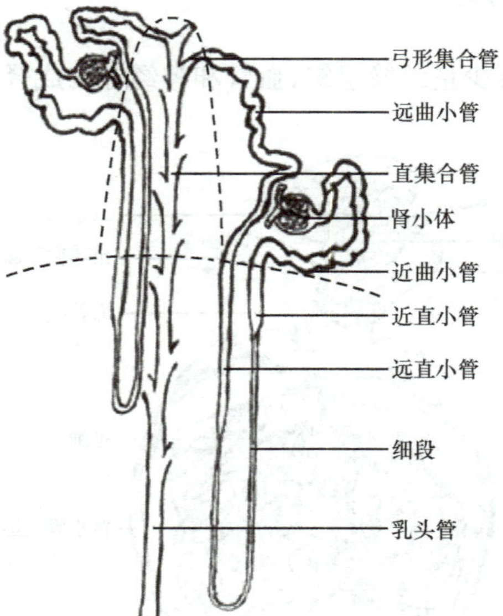

图 11-3　肾单位和集合管模式图

当血液流经肾小球毛细血管时，由于毛细血管内血压较高，血浆内大量水分和小分子物质经有孔内皮、基膜和足细胞裂孔膜滤入肾小囊腔。这三层结构称为滤过屏障或滤过膜。一般情况下，分子量在 7 万以下、直径在 4nm 以下的物质可通过滤过膜，如水、电解质(以离子状态存在的无机盐、低分子有机物和蛋白质)、多肽、葡萄糖和尿素。同时，滤过膜上所带负电荷的成分也能阻止血浆内带负电荷的物质通过，防止血浆蛋白滤出，滤入肾小囊腔的液体称原尿。原尿除不含大分子的蛋白质外，其成分与血浆相似。成人每 24 小时可形成原尿约 180L。

2. 肾小管　依次分为近端小管、细段和远端小管三部分，有重吸收原尿中某些成分和分泌或排泄等作用(图 11-3)。

近端小管是肾小管中最长、最粗的一段，分曲部和直部。近端小管的曲部也称近曲小管，其管壁上皮为立方形或锥形，细胞界限不清，胞体较大，胞质呈嗜酸性，核圆，位于基底部。上皮细胞游离面有刷状缘，基底部有纵纹。电镜下刷状缘由大量细长、密集的微绒毛构成，以扩大近曲小管游离面的表面积。细胞侧面有许多侧突，相邻细胞的侧突相互嵌合，因此光镜下细胞分界不清。细胞基底部有发达的质膜内褶，内褶之间有许多纵向排列的线粒体，形成光镜下的纵纹。侧突和质膜内褶使细胞侧面及基底面面积扩大，有利于重吸收物质的排出。近端小管直部又称近直小管，其结构与曲部相似，但上皮细胞较矮，微绒毛、侧突和质膜内褶等不如曲部发达。近端小管是重吸收原尿成分的主要场所，原尿中几乎所有葡萄糖、氨基酸、小分子的蛋白质以及大部分水、钠离子等均在此重吸收。

细段位于髓质中，管径最细，管壁由单层扁平上皮组成，胞质着色浅，无刷状缘。

远端小管管腔相对较大而规则，管壁为单层立方上皮，着色浅，细胞分界清楚，核位于中央或近腔面，游离面无刷状缘，基底部纵纹明显，分直部和曲部。近端小管直部、细段和远端小管的直部三者构成"U"形的袢，称为髓袢。

（二）集合小管

位于髓质和髓放线中，较粗，细胞呈立方形或柱状，细胞质明亮，界限清楚。集合管是尿形成的最终场所，具有重吸收水和钠离子的功能，使尿进一步浓缩。

（三）球旁复合体（近血管球复合体或肾小球旁器）

1. 致密斑　远端小管在肾小体血管极紧贴入球微动脉处，其上皮细胞变窄变高，细胞核较密集，此即致密斑。致密斑是一种离子感受器，能感受远端小管内钠离子浓度的变化。

2. 球外系膜细胞（极垫细胞）　在入球微动脉、出球微动脉与致密斑之间的三角地带，有一群小细胞，核圆色深，即为极垫细胞。具有传递信息的功能。

3. 球旁细胞　在入球微动脉进入血管球处，其中膜的平滑肌细胞变为上皮样细胞即为球旁细胞。细胞核为圆形或卵圆形，较大，染色质细小。能合成和分泌肾素。

三、排尿管道

排尿管道包括输尿管、膀胱和尿道，管壁由内向外均由黏膜、肌层、外膜组成。

习　　题

一、选择题

1. 肾小体的构成（　　）

A. 肾小球和球内系膜细胞　　B. 血管球和肾小囊　　C. 肾小球和肾小管

D. 血管极和尿极　　E. 肾小囊和肾小管

2. 关于肾小囊的特点下列正确的是（　　）

A. 为双层囊，血管球位于内层与外层之间

B. 内层为立方上皮与近端小管相连

C. 外层为扁平上皮包在毛细血管外面

D. 内层细胞为足细胞

E. 以上都不对

3. 肾内能分泌肾素的细胞是(　　)

A. 足细胞　B. 球内系膜细胞　C. 球旁细胞

D. 球旁细胞和球内系膜细胞　E. 足细胞和球内系膜细胞

4. 球旁细胞是指(　　)

A. 出球微动脉行至近肾小体血管极处管壁上的平滑肌细胞转变而来

B. 入球微动脉行至近肾小体血管极处管壁上的平滑肌细胞转变而来

C. 出球微动脉行至近肾小体血管极处管壁上的内皮细胞转变而来

D. 入球微动脉行至近肾小体血管极处管壁上的内皮细胞转变而来

E. 靠近血管球处的系膜细胞

5. 原尿形成的部位是(　　)

A. 肾小体　B. 肾小管　C. 集合管

D. 血管球　E. 乳头管

6. 肾单位的组成是(　　)

A. 肾小体、肾小管和集合小管　B. 肾小体、近端小管和髓袢

C. 近端小管、细段和远端小管　D. 肾小体和肾小管

E. 肾小管和集合小管

7. 致密斑位于(　　)

A. 近曲小管　B. 远曲小管　C. 出球微动脉

D. 入球微动脉　E. 集合小管

8. 髓袢的组成是(　　)

A. 近端小管、细段和远端小管

B. 肾小管和集合小管系

C. 近端小管曲部、细段和远端小管曲部

D. 近端小管直部、细段和远端小管直部

E. 近端小管直部、细段和远端小管曲部

9. 球旁细胞位于(　　)

A. 血管球　B. 肾小囊　C. 血管极

D. 尿极　E. 髓袢

二、填空题

1. 肾实质分为________和________,后者由十几个________组成。
2. 肾单位由________和________两部分组成。
3. 肾小体由________和________组成。
4. 肾小囊外层为________,内层细胞称为________。
5. 血管系膜又称________,主要由________和________组成。
6. 肾小管分________、________、________三部分。
7. 球旁复合体又称________,由________、________和________组成。
8. 滤过屏障又称________,是由________、________和________组成。
9. 肾内具有分泌功能的细胞主要是________、________和________。

三、判断题

1. 肾小体滤过膜的滤过作用,完全取决于血管球毛细血管内的压力与肾小囊内的压力

差。(　　)

2. 肾柱在肾锥体之间,其结构与髓质相同;髓放线在皮质内,其结构与皮质迷路相同。(　　)

3. 肾小体产生的原尿中含有大量葡萄糖和氨基酸,大部分被肾小管重吸收,排出的尿液中仍含有一些葡萄糖和氨基酸。(　　)

四、名词解释

1. 肾单位　2. 滤过屏障　3. 球旁复合体　4. 致密斑　5. 髓袢

五、简答题

1. 比较近曲小管和远曲小管的光镜结构以及功能特点。
2. 简述肾小体的光镜结构。
3. 简述肾单位的组成和分布位置。
4. 简述滤过屏障的组成和功能。
5. 说出足细胞的形态结构。

六、论述题

1. 试述肾小体的结构及其与原尿形成的关系。
2. 试述球旁复合体的微细结构和功能。
3. 试述近曲小管上皮细胞的光镜和电镜结构特点及其与重吸收的关系。

实验内容

肾

材料来源:人肾。方法:HE 染色。

肉眼　此标本约为一个肾叶的纵切面。表层深红色部分是肾皮质,深部色淡部分是肾髓质。

低倍

1. 被膜　包在肾表面的致密结缔组织。

(1) 皮质迷路:在髓放线之间,可见许多圆球形的肾小体、近端小管和远端小管的曲部。皮质迷路中的小血管为小叶间动、静脉。

(2) 髓放线:是皮质迷路之间的一些纵切直行的近端小管、远端小管的直部和集合小管。

2. 髓质位于肾皮质的深层,主要有集合小管,远端小管直部和细段的断面。

在皮、髓质交界处的较大血管为弓形动、静脉。

高倍

1. 肾小体　由血管球和肾小囊构成。

(1) 血管球:由毛细血管网组成,其中除内皮和肾小囊脏层(足细胞)外,还有少量结缔组织,难以辨认。

(2) 肾小囊:外层(壁层)由单层扁平上皮构成。内层由足细胞构成,与毛细血管内皮紧密相贴不易区分。两层之间的较窄腔隙即肾小囊腔。

2. 肾小管

(1) 近端小管:曲部在皮质迷路中,数量多,呈各种切面,管径粗,管腔不规则,细胞呈大锥体形,界限不清,染成深红色。表面有刷状缘,基底部有纵纹。细胞核圆形,位于细胞中部,排列稀疏不一。直部位于髓放线及髓质中,结构同曲部,上皮细胞略低。

(2) 远端小管:曲部在皮质迷路中,管腔规则且比较大,细胞呈立方形(比近端小管的细胞小),染成淡红色。直部位于髓放线和髓质中。

(3) 细段:在髓质中,管径最小,管壁由单层扁平上皮组成,比内皮细胞厚,核突向管腔。注意不要和毛细血管相混。

(4) 集合小管:位于髓质和髓放线中,较粗,细胞呈立方形或柱状,细胞质明亮,界限清楚。在肾乳头处有高柱状细胞围成的大管叫乳头管。

3. 球旁复合体(近血管球复合体或肾小球旁器)

(1) 致密斑:远端小管在肾小球血管极紧贴入球小动脉处,其上皮细胞变窄变高,细胞核较密集,此即致密斑。

(2) 球外系膜细胞(极垫细胞):在入球小动脉、出球小动脉与致密斑之间的三角地带,有一群小细胞,核圆色深,即为极垫细胞。

(3) 球旁细胞:在入球小动脉进入血管球处,其中膜的平滑肌变为上皮样细胞即为球旁细胞。细胞核为圆形或卵圆形,较大,染色质细小。

第十二章 生殖系统

学习要求

1. 掌握睾丸中生精小管的结构特点。
2. 掌握卵巢的结构和功能。
3. 掌握子宫的周期性变化及其与卵巢的关系。
4. 熟悉睾丸间质细胞结构功能。
5. 了解附睾和前列腺的结构。
6. 了解子宫的结构。

生殖系统(Reproductive system)包括男性生殖系统和女性生殖系统。男性生殖系统由睾丸、男性生殖管道、附属腺和男性外生殖器组成;女性生殖系统由卵巢、输卵管、子宫、阴道和女性外生殖器组成。

第一节 男性生殖系统

一、睾 丸

睾丸是男性性腺,能产生精子和分泌雄性激素。睾丸表面除后缘外,均覆盖有鞘膜脏层(浆膜)。鞘膜深面是一层较厚的致密结缔组织,称白膜。白膜在睾丸的后缘增厚,称为睾丸纵隔。纵隔的结缔组织呈放射状伸入睾丸内部,称为睾丸小隔,将睾丸分隔成约 250 个锥形小叶,每个小叶内含 1～4 条生精小管。生精小管之间的疏松结缔组织构成睾丸间质,间质中有间质细胞。在近睾丸纵隔处,生精小管移行为较短的直精小管,进入睾丸纵隔后,汇合成睾丸网(图 12-1)。

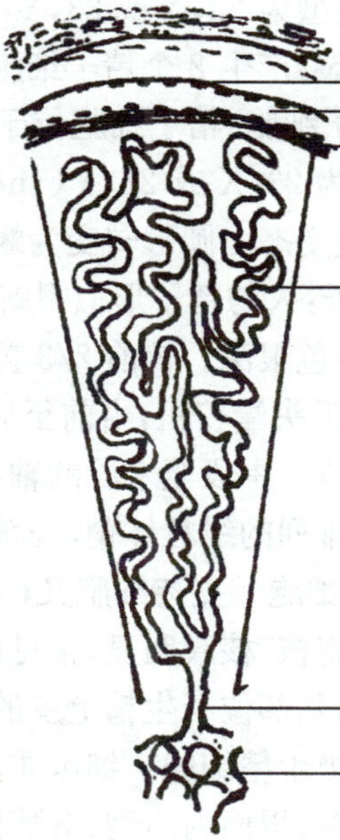

图 12-1 睾丸小叶结构模式图

(一) 生 精 小 管

生精小管是产生精子的结构,为弯曲的上皮性管道,成人生精小管管径为 150～250μm,长 30～70cm,管壁由特殊的复层生精上皮组成。生精上皮由 5～8 层各级生精细胞和支持细胞组成。上皮下基膜明显,基膜外有扁平的肌样细胞和薄层的结缔组织。肌样细胞节律性收缩时有助于精子输送(图 12-2)。

在 10 岁前生精小管细而无管腔,管壁只有精原细胞和支持细胞,10 岁后才逐渐出现管腔,青春期开始,生精小管的管径变大,管壁增厚,精原细胞不断分裂增殖、发育分化,出现各级生精细胞,并有精子形成。35 岁以后逐渐有退化的生精小管出现,直到 55 岁以后生精

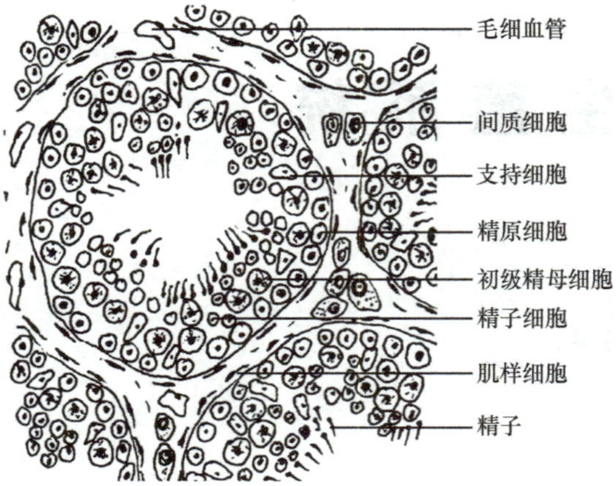

图 12-2 生精小管及睾丸间质光镜结构模式图

过程才明显减弱，但仍继续产生精子，到 80～90 岁尚可有一定数量的精子产生，甚至仍有生育能力。

1. 生精细胞 生育期生精上皮从基底到腔面可见精原细胞、初级精母细胞、次级精母细胞、精子细胞和精子各级生精细胞，代表从精原细胞逐渐发育形成精子的不同分化阶段。

(1) 精原细胞：精原细胞是生精上皮中最幼稚的生精细胞，紧靠在基膜上。细胞圆形或椭圆形，直径为 10～12μm，精原细胞的染色体核型为 46，XY。胞质内除核糖体较多，其余细胞器不发达。

(2) 初级精母细胞：初级精母细胞位于精原细胞近腔侧。细胞较大，呈圆球形，直径约为 18μm。细胞核大而圆，染色体核型为 46，XY(4nDNA)。细胞质丰富，细胞器也较发达。间期的初级精母细胞停留时间很短，很快进入减数分裂前期，分裂前期可长达 22 天以上，所以在切片上可以看到大量处于分裂前期的初级精母细胞。经过第一次成熟分裂，产生 2 个次级精母细胞。

(3) 次级精母细胞：次级精母细胞更靠近管腔，细胞较小，直径约 12μm，核圆形，染色较深，染色体核型为 23，X 或 23，Y(2nDNA)。次级精母细胞不进行 DNA 复制，迅速完成第二次成熟分裂，产生 2 个精子细胞，由于存在时间短，故在生精小管切面中不易见到。

(4) 精子细胞：精子细胞位于管腔面，细胞更小，圆球形，直径约 8μm。核圆，染色深，染色体核型为 23，X 或 23，Y(1nDNA)。细胞质少。精子细胞是单倍体，不再进行细胞分裂，而是经过变态由圆形转变为蝌蚪状的精子。

(5) 精子：人的精子形似蝌蚪，长约 60μm，分头、尾两部分。头部呈扁梨形，主要为浓缩的细胞核，染色很深。核前 2/3 盖有顶体，是一种特化的溶酶体。尾部是精子的运动装置，长约 55μm，近头端较粗，由前至后分为颈段、中段、主段、末段。颈段最短，紧接头部，为中心粒所在部位。中段至末段的轴心部分是轴丝，是精子运动的主要结构基础。中段在轴丝外周有螺旋排列的线粒体鞘，为精子活动提供能量。主段外周为纤维鞘。

2. 支持细胞 支持细胞又称 Sertoli 细胞。在光镜下，支持细胞的轮廓不清，仅看到其不规则的细胞核，核膜明显，常见褶痕，染色质疏松，核仁明显。电镜下，可见支持细胞呈不规则锥体形，基部位于生精上皮的基膜上，顶端直达管腔。细胞侧面和顶部形成许多陷窝，其内嵌入各级生精细胞。细胞质内有大量线粒体和发达的高尔基复合体，细胞基部有丰富的滑面内质网、粗面内质网、溶酶体、糖原颗粒和脂滴，核周分布着微丝和微管。

支持细胞有多种重要的功能：①对生精细胞有支持营养作用。②有控制生精细胞的移动和精子释放的作用。③吞噬精子形成过程中丢弃的胞质残余体及退化的生精细胞。④分泌雄激素结合蛋白，与雄激素结合，提高生精小管内雄激素的浓度，有利于生精细胞的分化。支持细胞还能分泌少量的雌激素。⑤相邻的支持细胞近基部的紧密连接和生精上皮基膜、少量结缔组织、内皮基膜和血管内皮共同构成血-睾屏障，阻挡血液内不利于精子发育的物质进入上皮内，并能阻止与雄激素结合蛋白结合的雄激素的外逸，维持生精上皮内有利于生精细胞分化发育稳定的微环境。

3. 直精小管和睾丸网　直精小管管径细，管壁上皮为单层柱状，无生精细胞。睾丸网的管壁为单层立方上皮，管腔大而不规则。

（二）睾丸间质

睾丸间质分布于生精小管之间，是富含血管和淋巴管的疏松结缔组织，其中含有间质细胞，又称 Leydig 细胞。它们单个或三五成群存在，为圆形或多边形的上皮样细胞，直径15～20μm，细胞核大而圆，染色浅，有1～2个明显的核仁。间质细胞具有合成类固醇激素细胞的结构特点，胞质嗜酸性。间质细胞在垂体分泌的黄体生成素（间质细胞刺激素）的作用下，合成雄激素。雄激素可以促进精子发生，调节男性生殖管道及附属腺的发育，激发男性第二性征的发育及维持性功能。

二、男性生殖管道

男性生殖管道包括附睾、输精管及尿道。除尿道黏膜外，均为假复层柱状上皮。

附　睾

附睾分头、体、尾三部分，由输出小管及附睾管组成。附睾是贮存和输送精子的通道，并为精子功能成熟提供合适的微环境。人的精子在附睾内停留19～25天，才逐渐获得良好的运动能力。

1. 输出小管　输出小管是连接睾丸网的10～15条小管，呈螺旋状弯曲走行，组成附睾头的起始部。上皮由高柱状的纤毛细胞和无纤毛的低柱状细胞交替排列而成，故上皮腔面呈波浪状起伏不平。高柱状上皮细胞的核椭圆形，细胞表面有纤毛，纤毛朝向附睾管摆动，推动精子向前移动。低柱状细胞表面有微绒毛，有吸收管腔内液体的功能。上皮的基膜明显，基膜周围有一层环行的平滑肌包绕，纤毛摆动及平滑肌的收缩，有助于精子的输送。

2. 附睾管　附睾管是一条长达6m的高度弯曲的管道，构成附睾的体和尾。管壁衬以假复层柱状上皮，由基细胞和高柱状细胞组成，管腔规则，高柱状细胞游离面有静纤毛。上皮细胞能分泌甘油磷酸胆碱、唾液酸及脂肪酸氧化辅助因子，维持这些物质的正常浓度是精子生理成熟所必需的。

三、男性生殖管道附属腺

男性生殖管道附属腺包括精囊腺、前列腺和尿道球腺。其分泌物参与精液的组成，能增强和维持精子的活动力。

前　列　腺

前列腺形如栗子，由30～50个复管泡状腺组成，导管直接开口于尿道前列腺部精阜的两侧。腺泡形状不规则，大小不一，上皮为单层或假复层柱状，其细胞质顶部含有大量的分泌颗粒。腺泡腔内常可见到由分泌物浓缩而成的圆形或椭圆形嗜酸性凝固体，呈同心性板层结构，有时钙化成为前列腺结石，其数量随年龄而增多。腺泡之间为富含弹性纤维和毛细血管的结缔组织，其间有较多的平滑肌细胞。

前列腺的分泌物为乳白色稀薄的液体，pH6.5，含丰富的锌、柠檬酸和酸性磷酸酶等物质，对精液的液化有重要作用。前列腺的分泌活动受雄激素调节。前列腺肥大是腺体的良性增生，但往往压迫尿道，造成排尿困难，此时分泌物中的锌含量往往增多。前列腺癌则是老年人一种常见的恶性肿瘤，这种情况下，分泌物中酸性磷酸酶的含量显著增高。

生殖管道各段及附属腺的分泌物，与精子的混合物组成精液。通常情况下，每次射精量为 2～6ml，平均 3.5ml。精液供给精子所需的能量，以激发精子活力，提高受精率，也能降低女性生殖道的酸度，有利于精子的存活和受精。正常精液呈乳白色不透明，pH 为 7.5。有特殊气味。正常时精子数目为 10^9/ml 左右，如少于 2×10^5/ml，则可造成不育。

第二节　女性生殖系统

女性生殖器官有更为明显的年龄性变化。青春期以前，生殖器官生长迟缓。到青春期，生殖器官迅速发育成长，月经来潮和第二性征出现，开始具有生育能力，如此持续约 30 余年，称性成熟期。此后，进入更年期，生殖功能减弱。最后月经停止，生殖器官逐渐萎缩，即为绝经期。

一、卵　巢

卵巢是一对略扁的椭圆形器官，血管、淋巴管和神经出入卵巢的部位，称卵巢门。卵巢表面覆盖着表面上皮，幼年时此层上皮呈立方或柱状，以后逐渐变扁平。上皮下为薄层致密结缔组织，叫白膜。卵巢实质分皮质和髓质两部分，皮质是周围部分，育龄妇女的卵巢皮质含大量不同发育阶段的卵泡、黄体、白体等，卵泡间为特殊的结缔组织，称卵巢基质，内有大量低分化的梭形基质细胞和网状纤维；髓质位于卵巢中部，为富含血管和弹性纤维的疏松结缔组织。

（一）卵泡的发育和成熟

卵泡由一个卵母细胞和其周围的卵泡细胞组成。幼年时，两侧卵巢约有 40 万个原始卵泡。从青春期开始，在脑垂体分泌的促性腺激素影响下，每月有 15～20 个卵泡生长发育，通常仅有一个卵泡发育成熟并排卵。绝经期后，卵巢内已无卵泡发育，排卵停止。卵泡的发育过程可分为原始卵泡、初级卵泡、次级卵泡和成熟卵泡 4 个阶段。

1. 原始卵泡　原始卵泡由一个初级卵母细胞和包围它的单层扁平的卵泡细胞组成。数量多，体积小，常成群分布于卵巢皮质浅层。其中的初级卵母细胞长期休止于第一次成熟分裂前期。初级卵母细胞直径 30～40μm，核大而圆，染色质细小分散，呈空泡状，核仁大而明显，胞质嗜酸性。卵泡细胞小，核扁圆，着色深，胞质中有丰富的粗面内质网、高尔基复合体及线粒体(图 12-3)。

2. 初级卵泡　初级卵泡由初级卵母细胞及包围它的单层或多层的卵泡细胞所组成。卵泡开始生长时，首先原来扁平的卵泡细胞变成立方或柱状，进而通过分裂增殖变为多层。卵泡细胞胞质内线粒体、粗面内质网和游离核糖体逐渐增多。卵泡细胞与周围的结缔组织间有一层明显的基膜。与此同时，初级卵母细胞也逐渐增大，并与卵泡细胞共同分泌一层

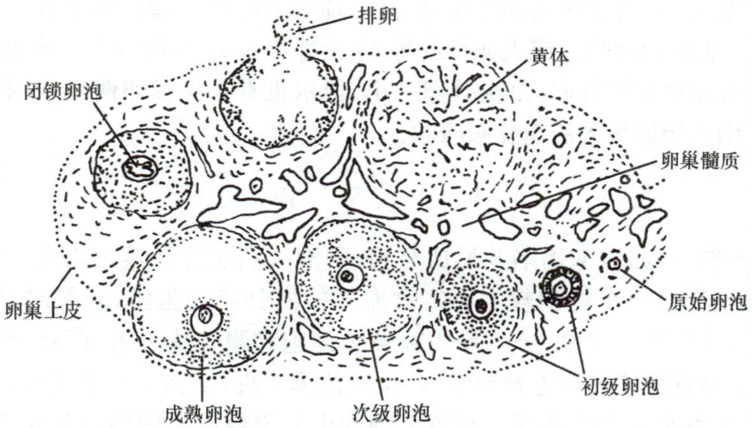

图 12-3　卵巢结构模式图

富含糖蛋白的嗜酸性及折光性强的均质膜，称透明带。电镜下，可见初级卵母细胞的微绒毛和卵泡细胞的突起均伸入透明带内。卵泡细胞的一些长突起更深地陷入初级卵母细胞内，两者紧密接触，有利于卵泡细胞将营养物质输送给卵母细胞(图 12-3)。

3. 次级卵泡　次级卵泡的卵泡细胞层数继续增多，当多层卵泡细胞间开始出现一些内含液体的小腔隙时，即称次级卵泡。小腔隙逐渐扩大，最后融合成为一个大的卵泡腔。卵泡腔内的液体称卵泡液，内含营养物质和雌激素。卵泡液由卵泡细胞分泌及卵泡膜血管渗出形成。卵泡腔不断扩大，把卵母细胞及紧靠其周围的一些卵泡细胞推移到卵泡的一侧，形成一突向卵泡腔内的隆起，叫做卵丘。其余的卵泡细胞在卵泡腔的周围密集排列成层，叫颗粒层。此时，初级卵母细胞通常已长到最大体积，直径可达 125～150μm，透明带也厚达 5μm 左右。紧靠透明带的一层卵泡细胞呈柱状，辐射状整齐排列，称放射冠。电镜下，卵泡细胞之间可见有许多缝隙连接。随着卵泡生长，其基膜外的卵巢基质分化形成卵泡膜，卵泡膜可分为内、外两层。内层细胞多，纤维少，毛细血管丰富。内层的细胞较大，呈多边形或梭形，称膜细胞，具有分泌类固醇激素的结构特征，即含有丰富的滑面内质网和管状嵴的线粒体；外层纤维多，细胞少，血管也少，另有少许平滑肌细胞。

4. 成熟卵泡　成熟卵泡类似于次级卵泡，但卵泡液更多，体积更大，直径可达 1cm 左右，占卵巢皮质全厚，并向卵巢表面隆起。粒层相对变薄，处于排卵前期。初级卵母细胞在排卵前 36～48h 完成第一次成熟分裂，形成一个大的次级卵母细胞和一个小的第一极体。次级卵母细胞与分裂前的初级卵母细胞形态相近，而第一极体只含极少的胞质，属无效细胞，但两者的染色体数目相等，均为 23，X。接着，次级卵母细胞迅即进行第二次成熟分裂，并休止于分裂中期，直到受精时才完成。

从初级卵泡后期至成熟排卵约需 85 天，从小囊状卵泡发育至排卵约需 2 个月。

（二）排　　卵

卵泡破裂，卵细胞从卵巢排出的过程称排卵。排卵前，成熟卵泡内的卵泡液继续剧增，卵丘从卵泡壁脱离并悬浮于卵泡液中。卵泡更向卵巢表面突出，突出部分的表面上皮、白膜和卵泡壁都变得更薄，而细胞松散，局部缺血，形成透明状的卵泡小斑。同时，卵泡小斑处卵泡壁的胶原酶和透明质酸酶的活性增强，使卵泡小斑酶解、破裂。于是，次级卵母细胞连同透明带、放射冠(三者合称为卵冠丘复合体)随着卵泡液一起从卵巢排出。排卵受脑垂体分泌的黄体生成素的影响。成人卵巢约每28天排卵一次,时间约在下次月经来潮前的第14天。一般左右卵巢交替排卵,每次排卵一个,偶尔也有一次排卵两个或两个以上的。若24h内未受精,则次级卵母细胞退化被吸收。

(三) 黄　体

成熟卵泡排卵后,卵泡壁塌陷并形成皱褶,卵泡膜和血管也随之陷入。在黄体生成素的作用下,逐渐发育成一个体积较大而富含血管的内分泌细胞团,新鲜时呈黄色,称为黄体。黄体的内分泌细胞有两种,分别称为粒黄体细胞和膜黄体细胞,两者均属类固醇激素分泌细胞。粒黄体细胞来自卵泡粒层细胞,位于黄体中央,细胞大而着色浅,含有较多脂滴和脂色素,粒黄体细胞可产生孕酮。膜黄体细胞由卵泡膜内层细胞分化而来,位于黄体周边部,细胞较小而着色深,与粒黄体细胞协同产生一定量的雌激素和雄激素。黄体的发育取决于排出的卵是否受精。如果没有受精,黄体维持2周即退化,称月经黄体。如果卵细胞受精,则在胎盘分泌的绒毛膜促性腺激素的作用下,黄体继续发育增大,直径可达5cm,称妊娠黄体。妊娠黄体除产生孕酮、雌激素、雄激素外,还可分泌松弛素,有抑制子宫平滑肌收缩的作用。妊娠黄体能维持约6个月,最后也退化。退化的月经黄体或妊娠黄体的黄体细胞逐渐固缩、凋亡,被巨噬细胞所清除,逐渐形成结缔组织瘢痕,称白体,白体最后被吸收,为卵巢基质所代替。

(四) 卵巢的间质

卵巢中除卵泡及黄体以外的其余结构为卵巢的间质。在皮质部分,间质中含有许多分化程度较低的梭形基质细胞和网状纤维;在髓质部分,则含有许多血管和弹性纤维;在卵巢门近系膜处,有成群的上皮样细胞,称门细胞。门细胞的形态、结构与睾丸间质细胞相似,也能分泌雄激素。当门细胞增生或形成肿瘤时,可出现男性化。

二、子　宫

(一) 子宫壁的结构

子宫分底、体、颈三部分,是一个空腔厚壁器官,子宫壁由内膜、肌层和外膜3层组成。

1. 内膜　子宫内膜即黏膜,由单层柱状上皮和固有层组成,上皮向固有层凹陷,形成单管状的子宫腺,腺末端近肌层,并常有分支。固有层较厚,含网状纤维、基质和大量梭形或星形的基质细胞。基质细胞有突起彼此相连,核大呈卵圆形,细胞分化程度低,有较强的分裂增生能力。

子宫内膜可分为浅部的功能层和深部的基底层。功能层较厚,自青春期开始,在卵巢激素的影响下,可出现周期性变化,妊娠时此层继续增厚,是胚泡植入与发育的部位。基底层较薄,与肌层相连,内含较多的细胞和纤维,无周期性剥脱,但有增生和修复的能力。子宫动脉进入子宫壁后,分支行走于肌层的血管层,由此再分支垂直地进入内膜,发出一些短而直的小支营养基底层,其主干弯曲呈螺旋状,称螺旋动脉。螺旋动脉可随月经周期而变化。

2. 肌层　肌层为厚层平滑肌,肌纤维束排列的方向很不一致,肌束间有大量的结缔组织。由内向外分为4层，即黏膜下层、中间层及浆膜下层。但因肌纤维常交错行走，故分层并不很明显。肌纤维一般长约500μm，妊娠时显著肥大，数量增多。足月妊娠时，肌纤维可长达50μm。分娩后一些肌纤维逐渐变小恢复原状，另一些则自溶分解而被吸收，于是增大的子宫又恢复到近乎原状。

3. 外膜 除宫颈部为纤维膜外，其余部分均为浆膜。

（二）子宫内膜的周期性变化

从青春期始，在卵巢激素的作用下，子宫内膜（宫颈部除外）出现周期性变化，即约每28天发生一次子宫内膜的增生、肥厚、剥脱与出血，称月经周期。月经周期从子宫出血的第一天算起，可分为月经期（第1～5天）、增生期（第6～14天）、分泌期（第15～28天）。

1. 月经期 月经期即出血期，因上一周期排出的卵未受精，卵巢内黄体退化（月经黄体），血液中孕酮和雌激素的含量骤然下降，使子宫内膜功能层的螺旋动脉呈痉挛性收缩，从而功能层缺血，子宫腺停止分泌，组织液大量流失，内膜萎缩。随后，螺旋动脉又短暂地扩张，使毛细血管骤然充血而致破裂，血液流出并聚积于内膜浅层，最后伴随萎缩坏死内膜功能层的块状剥脱物流入子宫腔，一起从阴道排出，即为月经。

2. 增生期 增生期又称卵泡期，此期卵巢内的部分卵泡迅速生长并产生雌激素，在雌激素的作用下，剥脱后残留于基底层内的子宫腺断端上皮细胞迅速增生并向周围铺展，使裸露的内膜剥离面恢复上皮覆盖。子宫腺不断生长并出现弯曲，腺腔狭窄，腺细胞顶部可见分泌颗粒，至增生晚期，核下区出现明显的糖原聚集。固有层结缔组织增生，并逐渐增厚至2～4mm，基质细胞分裂增殖，螺旋动脉也增长和弯曲。

3. 分泌期 分泌期又称黄体期，卵巢内一个卵泡成熟并于第14天排卵后，黄体逐渐形成。在黄体分泌的雌激素和孕酮的作用下，子宫内膜继续增厚到5～7mm。子宫腺肥大，高度弯曲，腺上皮合成大量糖原并分泌到腺腔内，腺腔内充满含糖原等营养物质的浓稠黏液。螺旋动脉增长弯曲，并伸到内膜浅部。固有层中组织液大量增加，出现黏膜水肿。分泌期增厚的子宫内膜在内膜颗粒细胞释放的松弛素作用下，变得更为疏松，适于胚泡植入。

若本周期排出的卵未受精，则月经黄体退化，血中孕酮和雌激素水平急剧下降，分泌晚期子宫内膜又将因螺旋动脉痉挛性收缩缺血、坏死、剥脱、出血，进入下一个月经周期，如此反复循环（除妊娠时暂时中断），直到绝经期为止。

（三）卵巢和子宫内膜周期性变化的神经内分泌调节

子宫内膜的周期性变化与卵巢内卵泡的周期性活动密切相关，卵巢的周期性活动受垂体前叶所分泌的促性腺激素，即卵泡刺激素和黄体生成素的调节，而促性腺激素的分泌又受丘脑下部分泌神经元产生的促性腺激素释放激素的调节。丘脑下部结节核分泌的促性腺激素释放激素，促使垂体前叶分泌促性腺激素。其中，卵泡刺激素可促使卵泡生长发育，产生雌激素，使子宫内膜进入增生期，而黄体生成素则促使卵泡成熟排卵及形成黄体。黄体分泌孕酮和雌激素，使增生期子宫内膜进入分泌期。血中高浓度的孕酮和雌激素又可反过来抑制丘脑下部和垂体前叶的分泌（反馈），使黄体生成素的产生减少，导致黄体退化，血中孕酮和雌激素水平随之骤然下降，于是子宫内膜功能层剥脱出血，进入下一个周期的月经期。丘脑下部和垂体前叶也因抑制解除，分泌活动恢复并促使卵巢、子宫继而顺次进入增生期、分泌期。

习　题

一、选择题

1. 将生精小管和睾丸网连通的管道是(　　)
   A. 输出小管　　B. 生精小管　　C. 附睾管
   D. 直精小管　　E. 以上都不是
2. 产生精子的干细胞是(　　)
   A. 生精细胞　　B. 精原细胞　　C. 次级精母细胞
   D. 精子细胞　　E. 初级精母细胞
3. 睾丸的功能是(　　)
   A. 产生精子
   B. 产生精子和分泌雄激素
   C. 产生精子和分泌雄激素、雌激素
   D. 产生精子和合成雄激素结合蛋白
   E. 产生精子细胞和支持细胞
4. 人的精子发生过程约需(　　)
   A. 14 天　　B. 30 天　　C. 64 天
   D. 7 天　　E. 46 天
5. 生精细胞中存在时间最短的是(　　)
   A. 精原细胞　　B. 初级精母细胞　　C. 次级精母细胞
   D. 精子细胞　　E. 精子
6. 正常妇女一生大约排出卵子(　　)
   A. 200 个　　B. 400 个　　C. 800 个
   D. 1000 个　　E. 1500 个

二、填空题

1. 成人的生精小管由__________构成，主要包括__________和__________两种细胞。
2. 生精细胞依次包括__________、__________、__________、__________和__________。
3. 卵泡的发育分为__________、__________、__________和__________四个时期。
4. 原始卵泡位于__________，由一个__________和周围一层__________的__________构成。
5. 子宫内膜可分为浅表的__________和深部的__________。__________较厚。

三、判断题

1. 男子 60 岁以后无精子生成能力，故无生育功能。(　　)
2. 睾丸若位于腹腔或腹股沟管内，由于温度偏高，可影响精子发生，导致不育。(　　)
3. 老年人前列腺肥大压迫尿道，是由腺腔内前列腺结石增多之故。(　　)
4. 从新生儿至青春期的卵巢生长发育中，卵泡的数量逐渐增多。(　　)
5. 人的一个卵泡发育至成熟排卵是跨几个月经周期，约需 85 天才能完成。(　　)
6. 妇女的一生中大约有一半卵泡发育成熟排卵，一半卵泡退化闭锁。(　　)

四、名词解释

1. 精子的发生 2. 睾丸间质细胞 3. 黄体 4. 排卵

五、简答题

1. 简述生精小管的结构和功能?
2. 简述血-睾屏障的结构和功能。
3. 简述排卵的时间及其过程?
4. 简述月经周期的分期和各期的时间。

六、论述题

1. 试述各级生精细胞的特点和排列规律。
2. 次级卵泡的结构特点是什么?
3. 比较子宫内膜在增生期和分泌期各有何结构特点。

实验内容

(一) 睾　丸

标本来源:人睾丸。方法:HE染色。

切片观察:

肉眼　切面呈半圆形,表面是浆膜和白膜,下方为睾丸实质,含大量生精小管。

低倍

1. 被膜和纵隔　睾丸外表面有浆膜(间皮和结缔组织),其深面较厚的一层致密结缔组织为白膜,白膜在睾丸的后缘增厚为睾丸纵隔,含有不规则的腔隙为睾丸网。

2. 实质　含大量生精小管,呈不同的切面,管壁较厚,由多层细胞组成。生精小管之间有疏松结缔组织为睾丸间质。近睾丸纵隔处,可见一些直精小管,管径较小,为单层矮柱状上皮,无生精细胞。有些切片可见睾丸纵隔内的睾丸网,为单层立方上皮。

高倍

1. 生精小管　由生精上皮组成,包括生精细胞和支持细胞。小管外有基膜及肌样细胞和结缔组织。

(1) 生精细胞:①精原细胞:紧贴基膜,较小呈圆形或立方形,核圆着色较深。②初级精母细胞:位于精原细胞近腔侧,胞体大,呈圆形,细胞多处于分裂相,核常呈丝球状。③次级精母细胞:在初级精母细胞的近腔侧,胞体较小,成群存在,由于存在时间短,在切片上不易见到。④精子细胞:位于近腔面,细胞小呈圆形。核小,染色深。⑤精子:多靠近管腔,头部呈深紫蓝小点状,尾部不易见到。

(2) 支持细胞:分布于各级生精细胞之间,但整个细胞轮廓不清。从小管基底伸达管腔。细胞核呈卵圆形或三角形,染色淡,核膜、核仁明显。

2. 睾丸间质　为生精小管间的结缔组织,有成群存在的间质细胞,呈圆形或多边形,核圆,胞质嗜酸性染成红色。

3. 直精小管　管径较细,管壁为单层矮柱状上皮,无生精细胞。

4. 睾丸网　在睾丸纵隔内。管壁为单层立方上皮。

（二）卵　　巢

标本来源：猫或兔卵巢（纵切面）。方法：HE染色。

切片观察：

肉眼　切面近似卵圆形，外周较厚，致密，染色深为皮质，有许多大小不等的各级卵泡。中央较疏松，染色浅，为髓质。内有小空泡状结构，即次级卵泡。

低倍　表面被覆一层立方或扁平上皮，其下方是白膜，为薄层致密结缔组织。皮质中散布着许多大小不等的各级卵泡，卵泡间结缔组织有较多梭形的基质细胞。卵巢中央是疏松结缔组织，细胞成分少，有血管、淋巴管及神经，为髓质。髓质区域较狭小，与皮质分界不清。

高倍

1. 原始卵泡　数量多，体积较小，位于皮质浅层。中央为初级卵母细胞，细胞大，染色浅；胞质呈粉红色细粒状；细胞核呈泡状，染色质稀少，核仁大而明显。初级卵母细胞周围有一层扁平的卵泡细胞。

2. 初级卵泡　较原始卵泡大。其特点是卵泡细胞为单层立方形或柱状，一层或多层，并出现透明带。位于初级卵母细胞和卵泡细胞之间，透明带呈均质状、嗜酸性膜，呈粉红色。透明带外面的一层卵泡细胞呈柱形，排列成放射状，即放射冠。

3. 次级卵泡　卵泡进一步增大，增多的卵泡细胞间出现一些小腔隙，并逐渐合为一个大的卵泡腔。腔内卵泡液中的蛋白质经固定后呈粉红色细粒状。初级卵母细胞及其周围的卵泡细胞被挤向卵泡腔的一侧，形成突出于腔内的卵丘。其他卵泡细胞形成卵泡腔的壁，叫做颗粒层。卵泡周围的间质形成卵泡膜，卵泡膜分化成内外两层，内层有较多多边形的膜细胞，毛细血管也略多；而外层纤维多，细胞和血管则较少。内外两层无明确分界。

4. 接近成熟的卵泡　体积很大，不易见到。结构与次级卵泡基本相同。但卵泡突向卵巢表面，腔很大，颗粒层薄，透明带增厚，卵丘与颗粒层连接处变窄，其核常靠近卵细胞膜。

5. 闭锁卵泡　卵泡闭锁可发生在卵泡发育的任何阶段，形态不一。一般可见初级卵母细胞核固缩，细胞解体消失；透明带增厚、皱缩、染色深红；卵泡细胞萎缩，乃至破碎。闭锁卵泡以后逐渐被结缔组织代替。

6. 黄体　为较大的、着色浅的一团细胞，其周围有结缔组织包绕。细胞排列成团索状，细胞间血管丰富。颗粒黄体细胞较大，呈多边形，核圆或卵圆，位于细胞中央，胞质呈粉红色，内含许多脂滴，制片过程中被溶解，呈小空泡。膜黄体细胞胞体较小，着色较深，位于颗粒黄体细胞团的周边部分。

第十三章　胚胎发生总论

学习要求

1. 掌握胚胎学的定义及研究内容。
2. 掌握受精的时间、地点和意义,胚盘的形成。
3. 掌握胎盘的结构与功能。
4. 熟悉胚胎及胎儿的定义,卵裂的形成,胚泡的形成和组成。
5. 熟悉胚层的分化,绒毛膜、羊膜、卵黄囊、尿囊和脐带的功能。
6. 了解植入的定义、时间、地点,异位妊娠的概念。
7. 了解双胎、多胎和联胎形成的机制和特点。

胚胎学(embryology)是研究从受精卵发育为新生个体的过程及其机理的科学,研究内容包括生殖细胞发生、受精、胚胎发育、胚胎与母体关系、先天性畸形等。

人胚胎在母体子宫中发育38周(约266天),可分为两个时期:①胚期:指第1～8周的胚胎,包括受精、卵裂、胚层形成和器官原基的建立,第8周末胚已具人形;②胎期:指第9周起至娩出,此期胎儿逐渐长大,各器官的结构和功能逐渐完善。此外,从第25周至出生后4周,被称为围生期(Perinatal stage),在临床上此时期的母体、胎儿及新生儿的保健医学称为围生医学。本章主要叙述前8周的胚胎发育及与母体的关系。

一、生殖细胞和受精

(一)生殖细胞

生殖细胞又称配子,包括精子和卵子。

精子为单倍体细胞,核型为23,X或23,Y,它们具有定向运动的能力和使卵子受精的潜力,但是尚无穿越卵细胞周围的放射冠和透明带、释放顶体酶的能力,这是由于精子头部的外表面被一层来自精液中的糖蛋白覆盖,能阻止顶体酶释放。精子通过子宫和输卵管时,该糖蛋白被去除,从而使精子获得了使卵子受精的能力,此现象称获能。精子在女性生殖道内的受精能力一般可维持1天。

从卵巢排出的卵子处于第二次减数分裂的中期,进入并停留在输卵管的壶腹部。当与精子相遇,受到精子穿入其内的激发,卵子才完成第二次成熟分裂。若未受精,则在排卵后12～24小时内退化。

(二)受　　精

1. 受精(fertilization)　指精子与卵子结合成为受精卵的过程,一般发生在输卵管的壶腹部。正常成年男性一次可射出3亿～5亿个精子,其中300～500个最强壮的精子能通过鞭毛运动抵达输卵管的壶腹部。虽然最终只有一个精子能与卵子结合,但其他精子的作用必不可少。

2. 受精的过程　获能的精子首先接触放射冠,释放顶体酶,溶解放射冠,并与透明带上精子受体糖蛋白分子ZP3相互辨认,再穿过透明带进人卵周隙,然后以头部外侧与卵细胞膜相贴，精子核及胞质进入卵细胞的胞质，其中将精子释放顶体酶、溶蚀放射冠和透明带的过程称顶体反应。当一个精子进入卵细胞后，卵细胞卵膜下方胞质中的大量皮质颗粒释放其内容物进入卵周隙，引起透明带中 ZP3 糖蛋白分子变化，使透明带失去了接受其他精子穿越的功能，这一过程称透明带反应，这一反应保证人类单精受精的生物学特性。在精子穿入的激发下，卵细胞恢复并很快完成了第二次成熟分裂，生成了成熟的卵子，第二极体则进入卵周隙。进入卵质中的精子核膨大，形成雄原核，并进行染色体复制。卵子的核也膨大，形成了较小的雌原核，也进行染色体复制。两性原核向细胞中部靠拢并相互融合，核膜消失，染色体混合，形成了二倍体的受精卵。至此受精过程完成(图 13-1)。

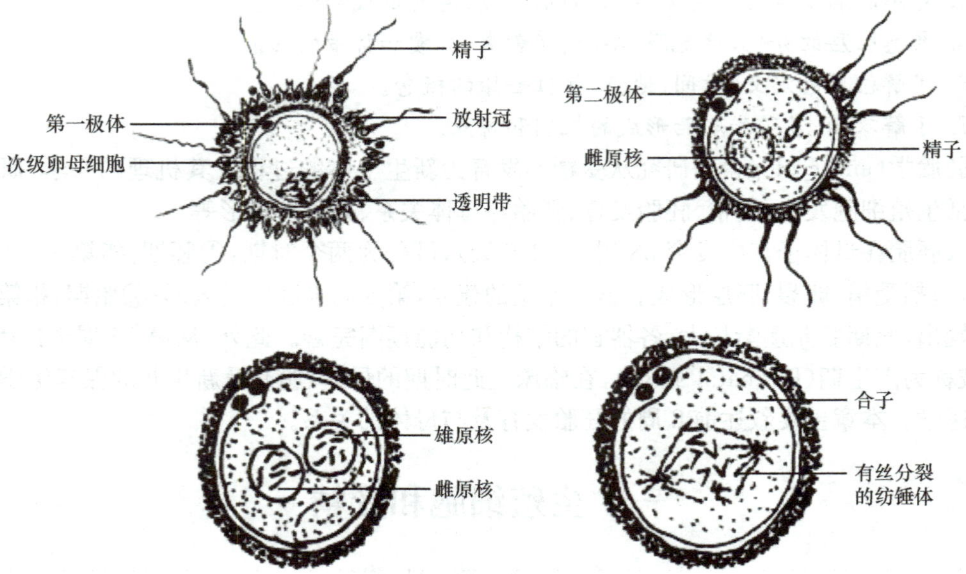

图 13-1　受精过程示意图

3. 受精的意义　①受精是两性生殖细胞相互融合和相互激活的过程，是新生命的开端。②受精过程是双亲的遗传基因随机组合的过程，并使受精卵恢复二倍体核型，因而由受精卵发育来的新个体既保持了双亲的遗传特征，又有着比双亲更丰富多样的遗传特征和更强的生命力。③受精决定新个体的遗传性别。如果核型为 23，X 的精子与卵子(核型均为 23，X)受精，受精卵的核型即为 46，XX，由此发育成的新个体的遗传性别就是女性；如果核型为 23，Y 的精子与卵子结合，受精卵的核型便为 46，XY，新个体的遗传性别就是男性。

二、胚泡形成和植入

(一) 卵裂和胚泡形成

受精卵一旦形成，便开始一边向子宫方向移动，一边进行细胞分裂，伴随细胞分裂而出现细胞分化，细胞被透明带包绕，因而随分裂次数和细胞数目的增加细胞体积越来越小，这样的细胞分裂特称为卵裂。卵裂后的子细胞称卵裂球。受精第 3 天，卵裂球的数目达 12～16 个，外观像桑椹果，故称桑椹胚(图 13-2)。

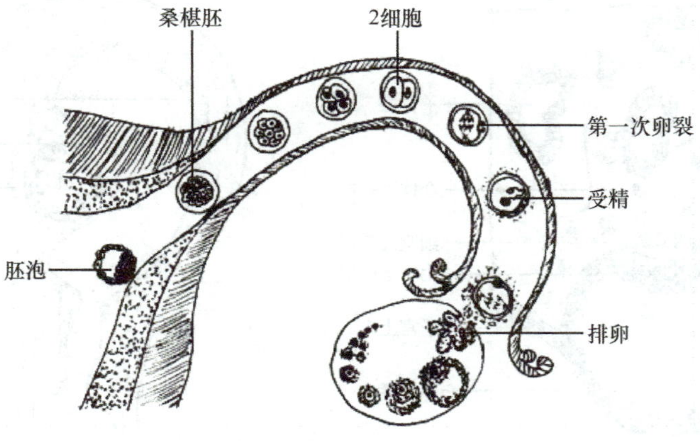

图 13-2　排卵、受精与卵裂过程示意图

于第四天，桑葚胚进入子宫腔，其细胞继续分裂增殖，当卵裂球的数目增至 100 个左右时，细胞间出现若干小的腔隙，它们逐渐融合成一个大腔，腔内充满液体，整个胚就像被透明带包绕着的一个囊泡，故称胚泡。胚泡中心为胚泡腔，胚泡壁由单层细胞构成，可吸收营养物质，故名滋养层，位于胚泡腔内一侧的一群细胞，称内细胞群，未来发育为胚体和部分胎膜。

（二）植　　入

胚泡侵入子宫内膜的过程称植入(implantation)，又称着床(imbed)，始于受精后第 5～6 天，完成于第 11～12 天，植入时，内细胞群内侧的滋养层最先黏附于子宫内膜表面，并分泌蛋白溶解酶，在内膜溶蚀出一个缺口，然后胚泡陷入缺口，逐渐被包埋其中。在植入过程中，与内膜接触的滋养层细胞迅速增生并分化为两层细胞。外层细胞互相融合，细胞间界限消失，称合体滋养层；内层细胞之间细胞界限清楚，由单层立方细胞组成，称细胞滋养层。后者的细胞通过分裂使细胞数目不断增多，并补充、融入合体滋养层。

胚泡全部进入子宫内膜后，缺口修复，植入完成。胚泡周围的滋养层全部分化为内外两层并迅速增厚，在合体滋养层中出现一些小的腔隙，称滋养层陷窝，与子宫内膜的小血管相通，其内充满母体血液(图 13-3)。

植入时子宫内膜处于分泌期，植入后的子宫内膜进一步增厚，血液供应更加丰富，腺体分泌更加旺盛，基质细胞肥大，胞质内富含糖原颗粒和脂滴。子宫内膜的这一系列变化称蜕膜反应，此时的子宫内膜改称蜕膜，基质细胞改称蜕膜细胞。根据蜕膜与胚泡的位置关系，通常将蜕膜分为三个部分，位居胚泡深面的部分称基蜕膜，覆盖在胚泡浅层的部分称包蜕膜，其余部位的蜕膜称壁蜕膜。基蜕膜未来参与胎盘的形成，包蜕膜和壁蜕膜则逐渐退化变薄(图 13-4)。

胚泡的植入部位通常是子宫的体部和底部，最多见于后壁。若植入位于近子宫颈处，在此形成的胎盘，称前置胎盘，分娩时胎盘可堵塞产道而导致难产，或胎盘早期剥离而引起大出血。若植入在子宫以外的部位，称宫外孕，常见于输卵管，偶见于子宫阔韧带、肠系膜、卵巢表面等处。宫外孕胚胎多因营养供应不足，早期死亡并被吸收，少数胚胎发育到较大后，引起输卵管破裂和大出血。

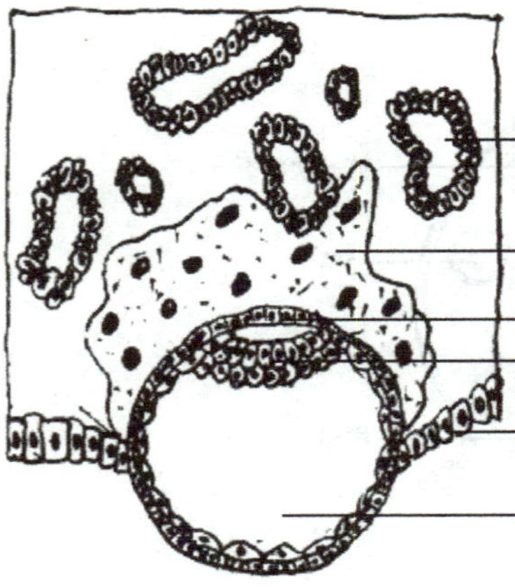

图 13-3　胚泡植入子宫内膜第 8 天示意图

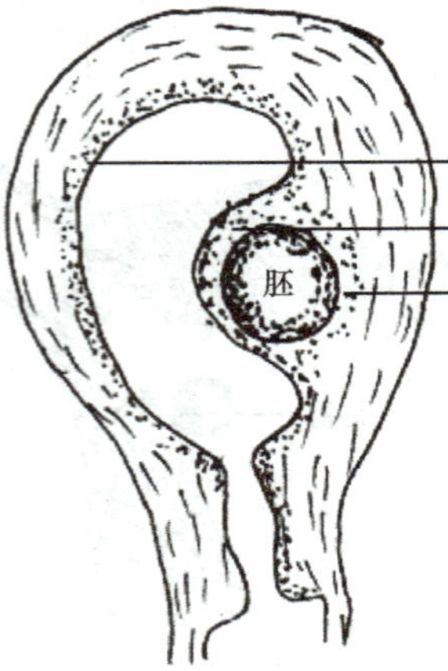

图 13-4　胚胎与子宫蜕膜的关系示意图

三、胚层的形成

（一）二胚层胚盘及相关结构的形成

在第 2 周胚泡植入过程中，内细胞群增殖分化，逐渐形成圆盘状的胚盘，由两个胚层组成，也称二胚层胚盘。邻近滋养层的一层柱状细胞为上胚层，靠近胚泡腔侧的一层立方细胞为下胚层。两个胚层紧贴，中间隔一基膜。胚盘是人体发生的原基。

受精后第 8 天，随着上胚层和下胚层的发生，在上胚层细胞之间出现了一个充满液体的小腔。由于小腔的扩大，贴靠细胞滋养层的一层上胚层细胞形状扁平，称羊膜细胞，它们形成最早的羊膜，并与上胚层的其余部分共同包裹羊膜腔，所形成的囊称羊膜囊。上胚层构成羊膜腔的底。羊膜腔内的液体称羊水。

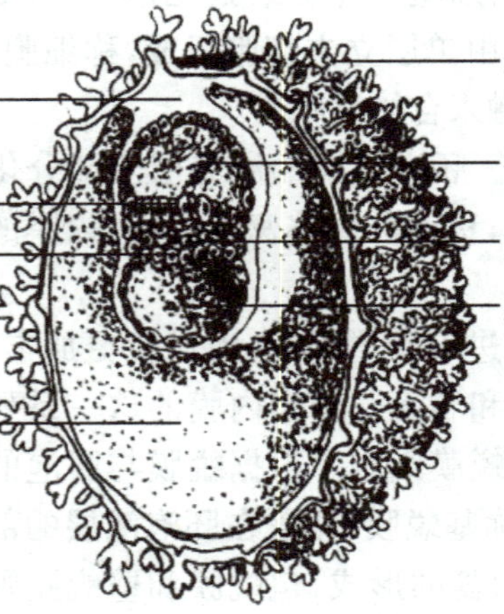

图 13-5　第 3 周初人胚剖面模式图

受精后第 9 天，下胚层周缘的细胞向腹侧生长延伸，形成由单层扁平细胞围成的另一个囊，即卵黄囊，下胚层构成卵黄囊的顶。羊膜囊和卵黄囊对胚盘起保护和营养作用(图 13-5)。

此时胚泡腔内出现松散分布的星状细胞和细胞外基质，充填于细胞滋养层和卵黄囊、羊膜囊之间，形成胚外中胚层。继而胚外中胚层内出现一些小的腔隙，后逐渐融合为一个大的腔隙，称胚外体腔。胚外中胚层则被分隔为内、外两层，外层铺衬在细胞滋养层的内表面和羊膜囊的外表面，称胚外体壁中胚层；内层覆盖在卵黄囊的外表面，称胚外脏壁中胚层。

随着胚外体腔的扩大，二胚层胚盘及其背侧的羊膜囊和腹侧的卵黄囊由一束胚外中胚层悬吊在胚外体腔中，这束胚外中胚层称体蒂。体蒂将发育为脐带的主要成分。

（二）三胚层胚盘及相关结构的形成

第 3 周初，部分上胚层细胞增生较快，在上胚层正中线的一侧形成一条纵行的细胞索，称原条。原条的前端膨大成结节状，称原结。原结的背面凹陷，称原凹。在原条背面中线也出现一纵行浅沟，称原沟。原条细胞增殖快速，在上、下胚层之间向周边扩展迁移。一部分细胞则在上、下胚层之间形成一个夹层，称胚内中胚层，即中胚层（图 13-6），一部分细胞进入下胚层，并逐渐全部置换了下胚层细胞，形成一层新的细胞，称内胚层。在内胚层和中胚层出现之后，上胚层便改称外胚层。至此，在第 3 周末，胚盘由内、外、中三个胚层构成，即三胚层胚盘形成，三个胚层均起源于上胚层。

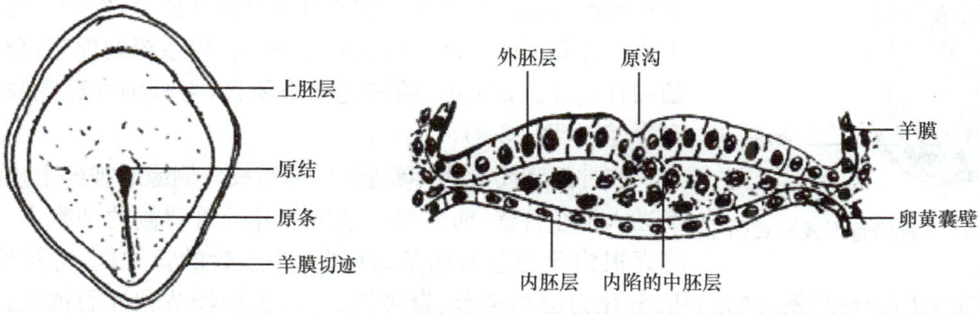

图 13-6　第 16 天胚盘通过原条的背面及横切面观，示中胚层形成

原条的出现使胚盘有头、尾端之分，原条所在的一端为尾端。由于头端大，尾端小，此时的胚盘呈梨形。从原凹向头端增生迁移的细胞，在内、外胚层之间形成一条单独的细胞索，称脊索，它在胚胎早期起一定的支架作用。在脊索的头侧和原条的尾侧，各有一个无中胚层的小区，此处内、外胚层相贴，呈薄膜状，分别称口咽膜和泄殖腔膜（图 13-7）。随着胚体发育，脊索向头端伸展，原条相对缩短，最终消失。若原条细胞残留，在未来人体骶尾部可形成畸胎瘤。

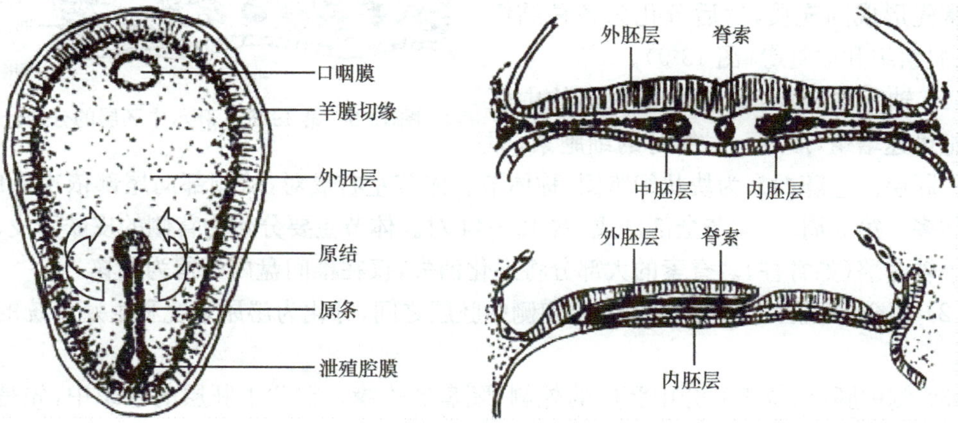

图 13-7　第 18 天胚盘背面观、横切面观及纵切面观，箭头示细胞迁移方向

四、三胚层的分化和胚体形成

（一）三胚层的分化

在第 4～8 周，三个胚层逐渐分化形成各种组织和器官原基。

1. 外胚层的分化　脊索形成后，诱导其背侧中线的外胚层增厚，呈板状，称神经板。构

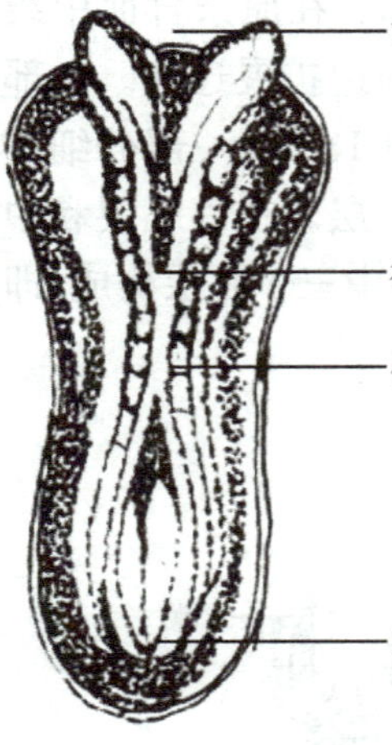

图 13-8 神经管形成模式图

成神经板的这部分外胚层，又称神经外胚层，而其余部分称表面外胚层。神经板随脊索的生长而增长，且头侧宽于尾侧。继而神经板的左、右侧缘高起，形成神经褶，中央凹陷，形成神经沟。而后，两侧神经褶在神经沟中段靠拢并融合，融合向头尾两端进展，最后在头尾两端各有一开口，分别称前神经孔和后神经孔，它们在第 4 周闭合，使神经沟完全闭合为神经管。神经管两侧的表面外胚层在管的背侧靠拢并融合，使神经管位居于表面外胚层的深面。神经管是中枢神经系统的原基，分化为脑和脊髓等。如果前、后神经孔未闭合，将分别导致无脑畸形和脊髓裂(图 13-8)。

在神经沟闭合为神经管时，神经板外侧缘的神经上皮细胞不进入神经管壁，而形成一条位于神经管背侧的细胞索，该细胞索很快分为左右两条，分列于神经管的背外侧，称神经嵴。神经嵴是周围神经系统的原基，分化为脑神经节、脊神经节、自主神经节和外周神经；部分神经嵴细胞还远距离迁移，形成肾上腺髓质嗜铬细胞、黑素细胞、甲状腺的滤泡旁细胞等，还可迁移至头部，参与头面部的部分骨骼、肌肉和结缔组织的形成。

表面外胚层分化为皮肤的表皮及其衍生器官，如毛发、指(趾)甲、皮脂腺、汗腺、乳腺等。来自神经上皮的视网膜、来自表面外胚层的晶状体、内耳、嗅上皮、味觉上皮等都是外胚层的分化产物。

2. 中胚层的分化 脊索两旁的中胚层细胞增生较快，从内向外依次分化为轴旁中胚层、间介中胚层和侧中胚层。中胚层的细胞通常先形成间充质，然后分化为各种结缔组织、肌组织和血管等(图 13-9)。

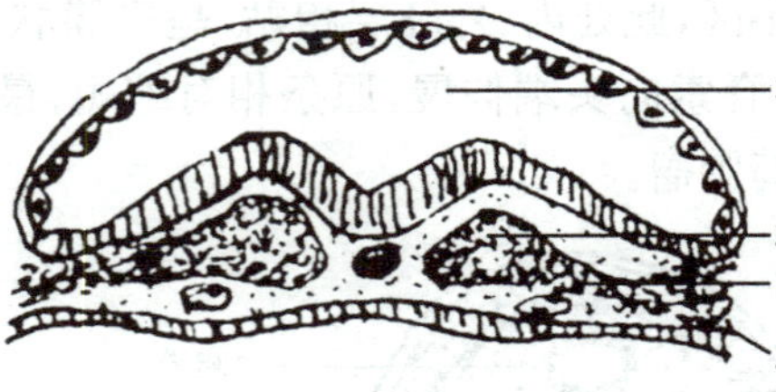

图 13-9 第 19 天人胚示中胚层的分期分化

(1) 轴旁中胚层：紧邻脊索两侧的中胚层细胞迅速增殖，形成一对纵行的细胞索，即轴旁中胚层。它随即裂为块状细胞团，称体节。体节左右成对，从颈部向尾部依次形成，并逐渐增多。第 5 周时，体节全部形成，共 42～44 对。体节主要分化为背侧的皮肤真皮、骨骼肌和中轴骨骼(如脊柱)。脊索的大部分将退化消失，仅在椎间盘内残留为髓核。

(2) 间介中胚层：位于轴旁中胚层和侧中胚层之间，分化为泌尿系统和生殖系统的主要器官。

(3) 侧中胚层：位于间介中胚层的外侧、胚盘的边缘。在此中胚层的组织中，先是出现一些小的腔隙，后融合为一个大的腔隙，称胚内体腔。胚内体腔的出现将侧中胚层分隔成两层：一层紧贴外胚层，称体壁中胚层，主要分化为胸腹部和四肢的皮肤真皮、骨骼肌、骨骼和血管等；与内胚层相贴的为脏壁中胚层，覆盖于原始消化管外面，分化为消化、呼吸系统的肌组织、血管、结缔组织和间皮等。胚内体腔从头端到尾端分化为心包腔、胸膜腔和腹膜腔。

3. 内胚层的分化 内胚层被包入胚体形成原始消化管，分化为咽喉及其以下的消化管、消化腺、呼吸道和肺的上皮组织，以及中耳、甲状腺、甲状旁腺、胸腺、膀胱等器官的上皮组织。

（二）胚体形成

伴随三胚层的形成和分化，胚盘边缘向腹侧卷折形成头褶、尾褶和左右侧褶，扁平型胚盘逐渐变为圆柱形的胚体。胚盘卷折主要是由于各部分生长速度的差异而引起。胚盘中轴部由于神经管和体节的生长而向背侧隆起，又由于外胚层的生长速度快于内胚层，这样导致了侧褶，使外胚层包于胚体外表，内胚层卷到胚体内部。胚体头尾方向的生长速度快于左右侧向的生长；头端由于脑和颜面器官的发生，故其生长速度又快于尾端，因而胚盘卷折为头大尾小的圆柱形胚体，胚盘边缘则卷折到胚体腹侧，并逐渐靠拢，最终在成脐处会聚（图 13-10）。

圆柱形胚体形成的结果是：胚体凸入羊膜腔，浸泡于羊水中；体蒂和卵黄囊于胚体腹侧中心合并，外包羊膜，形成脐带；口咽膜和泄殖腔膜分别转到胚体头和尾的腹侧；外胚层包于胚体外表，内胚层卷折到胚体内部，形成头尾方向的原始消化管，其中段的腹侧与卵黄囊相通（两者相连的一段卵黄囊相对狭窄，称卵黄蒂），头端由口咽膜封闭，尾端由泄殖腔膜封闭。至第 8 周末，胚体外表已可见眼、耳、鼻及四肢，初具人形（图 13-11）。

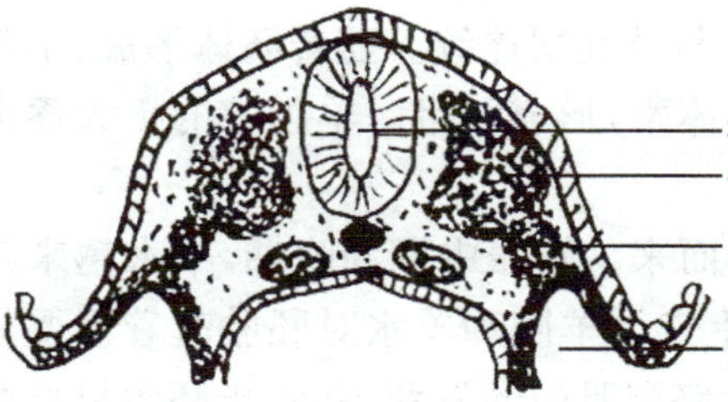

图 13-10　第 21 天人胚横切面观

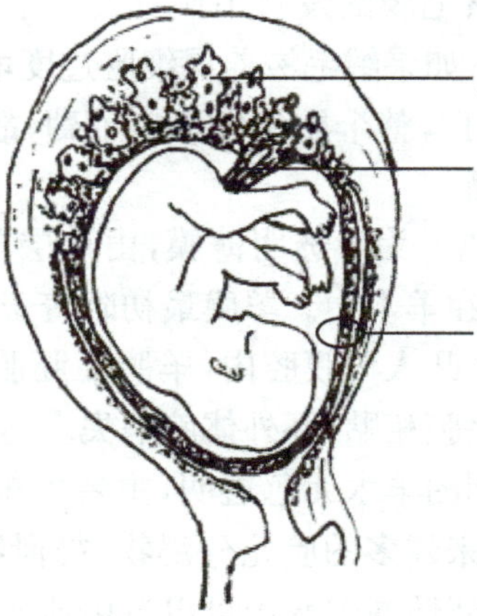

图 13-11　胎儿后期模式图

五、胎膜和胎盘

胎膜和胎盘是对胚胎起营养、保护、呼吸、排泄等作用的附属结构，不参与胚胎本体的构成，有的结构还有内分泌功能。胎儿娩出后，胎膜和胎盘完全脱离子体和母体并被排出体外，总称衣胞。

（一）胎　　膜

胎膜包括绒毛膜、羊膜、卵黄囊、尿囊和脐带。

1. 绒毛膜　由滋养层和胚外中胚层构成。胚泡植入子宫内膜后，滋养层已分化为细胞滋养层和合体滋养层。两层滋养层细胞在胚泡表面形成一些绒毛状突起，突起的表面为合体滋养层，中央为细胞滋养层，称初级绒毛干。第 3 周时，胚外中胚层伸入绒毛干内，改称次级绒毛干。此后，绒毛干胚外中胚层间充质分化为结缔组织和血管，并与胚体内的血管相通，此时改称三级绒毛干。各级绒毛干的表面发出分支，形成许多细小的绒毛。同时，绒毛

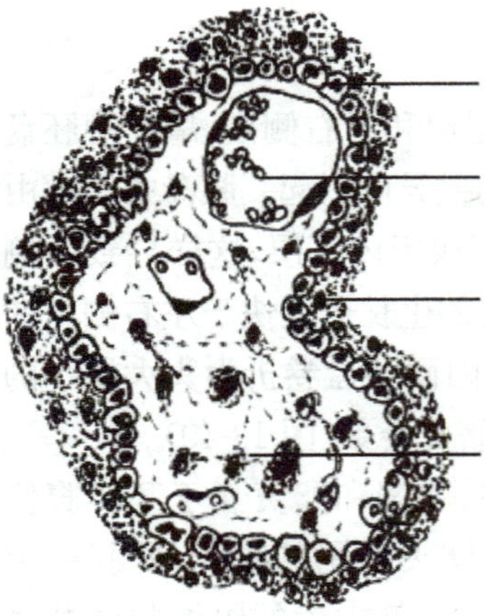

图 13-12　胎盘绒毛光镜结构模式图

干末端的细胞滋养层细胞增殖，穿出合体滋养层，伸抵蜕膜组织中，将绒毛干固着于蜕膜上。这些穿出的细胞滋养层细胞还沿蜕膜扩展，彼此连接，在绒毛膜表面形成一层细胞滋养层壳，使绒毛膜与子宫蜕膜牢固连接(图 13-12)。

原滋养层陷窝演变为绒毛干之间的绒毛间隙，其内充满来自子宫螺旋动脉的母体血，绒毛浸浴其中，胚胎通过绒毛汲取母血中的营养物质并排出代谢产物。

胚胎早期，整个绒毛膜的表面的绒毛均匀分布。之后由于包蜕膜侧的血供匮乏，绒毛逐渐退化、消失，形成表面无绒毛的平滑绒毛膜。基蜕膜侧的血供充足，该处绒毛反复分支，生长茂密，称丛密绒毛膜，它与基蜕膜一起组成胎盘。

如果在绒毛膜的发育中血管发育不良，或者与胚体血管连通不良，就会使胚胎发育不良甚至死亡。如果绒毛滋养层细胞过度增殖，间质变性水肿，血管消失，绒毛呈水泡状或葡萄状，胎儿死亡，整个胎块像串串葡萄，故称葡萄胎。如果滋养层细胞过度增生并癌变，称绒毛膜上皮癌。

2. 羊膜囊　为半透明薄膜，由单层羊膜上皮和薄层胚外中胚层构成。羊水充满羊膜腔，胚胎浸泡在羊水中。羊膜最初附着于胚盘的边缘，与外胚层连续。随着胚体形成、羊膜腔扩大和胚体凸入羊膜腔内，羊膜在胚胎的腹侧包裹体蒂，形成脐带。羊膜腔的扩大逐渐使羊膜与绒毛膜相贴，胚外体腔消失。

妊娠早期的羊水无色透明，主要由羊膜上皮分泌而来。妊娠中期和晚期，羊水越来越浑浊，内含越来越多的胎儿分泌物、排泄物和脱落的上皮。羊膜和羊水对胚胎起着重要的保护作用，如胚胎在羊水中可以自由地活动，有利于骨骼和肌肉的发育，并防止胚胎局部粘连或受外力的压迫与震荡。临产时羊水可促进宫颈扩张、冲洗产道。随着胚胎长大，羊水也相应增多，足月分娩时为 1000～1500ml。羊水过少(少于 500ml)，易发生羊膜与胎儿黏连，影响正常发育；羊水过多(多于 2000ml)，也可影响正常发育。羊水含量不正常，常预示胎儿有某种先天畸形，如胎儿无肾或尿道闭锁可致羊水过少；无脑畸形或消化管闭锁可致羊水过多。穿刺抽取羊水，进行细胞染色体检查等，可早期诊断某些先天性异常。

3. 卵黄囊　位于原始消化管的腹侧。鸟类胚胎的卵黄囊贮存着大量的卵黄，为胚胎发育提供营养。人胚卵黄囊内没有卵黄，其出现也是种系发生和进化过程的重演。人胚胎卵黄囊被包入脐带后，与原始消化管相连的卵黄蒂于第 6 周闭锁，卵黄囊逐渐退化。

卵黄囊壁上的胚外中胚层是最早发生造血干细胞和原始血管的部位，卵黄囊尾侧壁上的内胚层细胞是原始生殖细胞的发源地。

4. 尿囊　是从卵黄囊的尾侧向体蒂内伸出的一个盲管。随着胚体尾端的卷折而开口于原始消化管尾段的腹侧。当后者演化出膀胱时，尿囊成为从膀胱顶部至脐内的一条细管，称脐尿管。脐尿管将闭锁，成为脐中韧带。尿囊壁上的胚外中胚层中形成的尿囊动脉和尿囊静脉，以后演化为脐带内的脐动脉和脐静脉。

5. 脐带　脐带是连接胎儿与胎盘间的索状结构。脐带外覆羊膜，内含黏液性结缔组织。结缔组织内除有闭锁的卵黄囊和脐尿管外，还有脐动脉和脐静脉。脐血管连接胚胎血管和胎盘绒毛血管。脐动脉有两条，脐动脉将胚胎血液运送至胎盘绒毛血管，与绒毛间隙内的母体血进行物质交换。脐静脉仅有一条，将吸纳了丰富营养和氧的血液送回胚胎。胎儿出生时，脐带长为40～60cm，直径1.5～2cm。脐带过短，胎儿娩出时易引起胎盘过早剥离，造成出血过多；脐带过长，可发生脐带绕颈、打结、缠绕胚体等，引起胎儿窒息死亡或发育不良。

（二）胎　　盘

1. 胎盘的结构　胎盘是由来自胎儿的丛密绒毛膜和来自母体的基蜕膜紧密结合而成，呈圆盘状结构。足月胎儿的胎盘重约500g，直径15～20cm。胎盘的胎儿面光滑，覆有羊膜，脐带附于中央或稍偏，透过羊膜可见呈放射状走行的脐血管分支。胎盘的母体面粗糙，是剥离后的基蜕膜，可见15～30个由浅沟分隔的胎盘小叶。

在胎盘的垂直切面上，可见羊膜下方为绒毛膜的结缔组织，脐血管的分支走行其中。绒毛膜板发出40～60根绒毛干，绒毛干又发出许多细小绒毛，绒毛干的末端以细胞滋养层壳固着于基蜕膜。脐血管的分支沿绒毛干进入绒毛内，形成毛细血管。绒毛干之间为绒毛间隙，有基蜕膜构成的短隔伸入其内，称胎盘隔。胎盘隔将胎盘分隔为15～30个胎盘小叶，每个小叶含1～4根绒毛干及其分支。子宫螺旋动脉与子宫静脉的分支开口于绒毛间隙，故绒毛间隙中充满母体血液，绒毛浸泡其中。

2. 胎盘的血液循环和胎盘膜　胎盘内有母体和胎儿两套血液循环系统。母体动脉血从子宫螺旋动脉流入绒毛间隙，在此与绒毛内毛细血管的胎儿血进行物质交换后，再经子宫静脉，流回母体。胎儿静脉性质的血经脐动脉及其分支，流入绒毛毛细血管，与绒毛间隙内的母体血进行物质交换，从而成为动脉性质的血，后经脐静脉回流到胎儿。母体和胎儿的血液在各自的封闭管道内循环，互不相混，但可进行物质交换。

胎儿血与母体血在胎盘内进行物质交换所通过的结构，称胎盘膜或胎盘屏障。早期胎盘膜由合体滋养层、细胞滋养层、毛细血管基膜和内皮组成。发育后期，由于细胞滋养层在许多部位消失，以及合体滋养层在一些部位仅为一薄层胞质，故胎盘膜变薄，胎血与母血间仅隔以绒毛毛细血管内皮和薄层合体滋养层及两者的基膜，更有利于物质交换。

3. 胎盘的功能　胎盘具有物质交换、防卫屏障和内分泌等重要生理功能。

（1）物质交换：胎儿通过胎盘从母血中获得营养和O_2，排除代谢产物和CO_2。因此，胎盘具有相当于成体的小肠、肺和肾的功能。由于某些药物、病毒和激素可以通过胎盘膜，影响胎儿发育，故孕妇用药需慎重，并应预防感染。

（2）内分泌功能：胎盘的合体滋养层能分泌数种激素，对维持妊娠起重要作用。主要为：①人绒毛膜促性腺激素（human chorionic gonadotropin，hCG），hCG在妊娠第2周开始分泌，第8周达高峰，以后逐渐下降。②人胎盘催乳素，既能促使母体乳腺的生长发育，又可促进胎儿的生长发育。人胎盘催乳素于妊娠第2个月开始分泌，第8个月达高峰，直到分娩。③孕激素和雌激素，于妊娠第4个月开始分泌，以后逐渐增多。母体的卵巢黄体退化后，胎盘的这两种激素起着继续维持妊娠的作用。

六、胚胎龄的推算

胚胎龄的计算方法有两种：一是以孕妇末次月经日为胚胎龄的第1天，胎儿娩出日为最后1天，共280天左右，这样计算出的胚胎龄称月经龄；另一种方法是以受精之日为胚胎龄的第 1 天，至胎儿娩出共 266 天左右，这样计算出的胚胎龄称受精龄。前者在临床常用作预产期的推算，但常因月经周期的个体差异而出现一定误差；后者常用于科研，但因确切的排卵时间难以侧定，推算结果有时也会出现一定误差，但总的来说还是准确的。

根据胚胎月经龄的概念和胚胎发育时限，推导出了计算预产期的公式：末次月经的年份＋1，月份－3，日＋7。例如某孕妇末次月经第 1 天为 2000 年 8 月 1 日，其预产期为 2000 年＋1＝ 2001 年，8 月－3＝5 月，1 日＋7＝8 日，即 2001 年 5 月 8 日。

七、双胎、多胎和联胎

1. 双胎　又称孪生，双胎的发生率约占新生儿的 1%。双胎有两种。来自两个受精卵者称双卵双胎。双卵双胎是两个受精卵同时发育的结果，有各自独立的胎膜和胎盘，两个胎儿的性别相同或不同，出生后的相貌、体态等遗传特征如同一般兄弟姐妹。来自一个受精卵者称单卵双胎，单卵双胎是一个受精卵在发育过程中分离为两个独立的个体，并都发育为完整的胎儿。由于这两个胎儿来自一个受精卵，因而其遗传构成完全相同，性别相同，出生后的相貌、体态、代谢类型、生理特点等都相同。两个体分离的时间早晚不同，两个胎儿与胎膜及胎盘的关系也不同。如果在卵裂期分离，两个孪生儿有各自独立的绒毛膜、羊膜和胎盘，与双卵双胎者相同。如果在胚泡期的内细胞群分离，两个孪生儿就会共用一个绒毛膜囊和一个融合胎盘，但羊膜囊是独立的。如果在胚盘期原条分离，两个孪生儿就会共有一个羊膜囊、一个绒毛膜囊和一个胎盘。

2. 多胎　一次娩出两个以上新生儿为多胎。其原因可以是单卵性、多卵性和混合性，以混合性为多。多胎发生率很低。

3. 联体双胎　是指两个未完全分离的单卵双胎。当一个胚盘出现两个原条并分别发育为两个胚胎时，若两原条靠得较近，胚体形成时发生局部连接，则导致联体双胎。联体双胎有对称型和不对称型两类。对称型指两个胚胎大小相同，根据连接的部位可分为头联体、臀联体、胸腹联体等。不对称型指两个胚胎一大一小，小者常发育不全，形成寄生胎；如果小而发育不全的胚胎被包裹在大的胎体内，则称胎内胎。

习　　题

一、选择题

A_1 型题

1. 胚期是指（　　）
   A. 从受精到第 2 周末　　B. 从受精第 3 周至第 8 周末
   C. 从受精第 2 周至胎儿出生　　D. 从受精第 3 周至胎儿出生
   E. 从第 26 周胎儿至出生 4 周后的新生儿
2. 人胚胎在母体子宫中发育经历约（　　）
   A. 280 天　　B. 360 天　　C. 266 天
   D. 180 天　　E. 300 天
3. 受精时，精子能穿越透明带是由于（　　）
   A. 精子的运动　　B. 顶体酶的释放　　C. 透明带反应

D. 卵子的旋转　　E. 输卵管上皮的摆动

4. 宫外孕最常见的部位(　　)

A. 卵巢　　B. 腹腔　　C. 肠系膜

D. 输卵管　　E. 阴道

5. 人胚发育时,透明带消失发生在(　　)

A. 卵裂期　　B. 桑椹胚期　　C. 胚泡期

D. 二胚层期　　E. 体节形成期

6. 绒毛膜的组成是(　　)

A. 合体滋养层、细胞滋养层和羊膜

B. 合体滋养层、细胞滋养层和胚外中胚层

C. 合体滋养层、细胞滋养层和卵黄囊

D. 合体滋养层、细胞滋养层和胚外体腔

E. 以上都不是

7. 能诱导神经管发生的结构是(　　)

A. 原条　　B. 原结　　C. 原凹

D. 脊索　　E. 体节

8. 人胚初具人形的时间是(　　)

A. 第 2 周　　B. 第 4 周　　C. 第 8 周

D. 第 10 周　　E. 第 3 个月

9. 口咽膜的组成是(　　)

A. 外胚层和中胚层　　B. 内胚层和中胚层

C. 外胚层、中胚层和内胚层　　D. 外胚层和内胚层

E. 胚外中胚层和胚内中胚层

10. 人体的原基是(　　)

A. 三胚层胚盘　　B. 体蒂　　C. 受精卵

D. 脊索　　E. 原条

11. 若原条细胞残留,可引起(　　)

A. 畸胎瘤　　B. 脊柱裂　　C. 脑积水

D. 脊髓裂　　E. 双子宫

12. 原始生殖细胞来源于(　　)

A. 神经管　　B. 脊索　　C. 卵黄囊

D. 羊膜腔　　E. 原肠

13. 内胚层卷折到胚体内形成(　　)

A. 神经管　　B. 原条　　C. 原始消化管

D. 原始脐带　　E. 胚内体腔

14. 下列哪项由神经管分化而来(　　)

A. 中枢神经系统、视网膜和神经垂体等

B. 周围神经系统和肾上腺髓质等

C. 内耳迷路、腺垂体和晶状体等

D. 脊柱、脊髓及其周围的骨骼肌等

E. 自主神经节和感觉神经末梢等

15. 泌尿生殖系统的主要器官来源于(　　)

A. 间介中胚层　B. 胚外中胚层　C. 轴旁中胚层

D. 侧中胚层　E. 胚外中胚层和轴旁中胚层

16. 大部分中轴骨骼及其骨骼肌来源于(　　)

A. 间介中胚层　B. 胚外中胚层　C. 轴旁中胚层

D. 侧中胚层　E. 间充质

17. 绒毛间隙内充满(　　)

A. 胎血　B. 母血　C. 绒毛

D. 蜕膜　E. 组织液

A_2型题

1. 关于单卵双胎的叙述，下列哪项是错误的(　　)

A. 双精受精所致　B. 性别相同　C. 血型相同

D. 共一个绒毛膜囊　E. 器官互移植不被排斥

2. 关于胚盘的叙述，下列哪项是错误的(　　)

A. 第2周由两胚层构成　B. 第3周由三胚层构成

C. 位于羊膜腔与卵黄囊之间　D. 经体蒂与绒毛膜相连

E. 将发育成胚胎所有组织、器官和胎盘的胎儿部分

二、填空题

1. 妊娠之分娩时，羊水的量在__________以上为羊水过多，羊水量在__________以下为羊水过少。羊水含量不正常，胎儿易出现__________。
2. 胚泡主要由__________、__________和__________组成。
3. 植入从__________开始，到__________完成。正常植入的部位在__________。宫外孕最常见的部位是__________。
4. 第三周的胚盘是由__________、__________和__________组成。
5. 蜕膜是__________。蜕膜可分为__________、__________和__________三部分。
6. 胎盘屏障是由__________、__________、__________、__________组成。

三、判断题

1. 子宫蜕膜反应出现在胚胎植入子宫内膜后，以基蜕膜的变化最明显。(　　)
2. 胎盘内母血中的氧和营养物质可通过胎盘膜进入胎儿体内，而抗体及药物、病毒等有害物质不能通过胎盘膜。(　　)
3. 受精时，倘若2个精子同时进入一个卵子内，形成三倍体细胞的胚胎，此种胚胎很难成活。(　　)
4. 采取羊水细胞或绒毛膜细胞进行染色体检查，可早期诊断某些先天性畸形。(　　)

四、名词解释

1. 胚胎学　2. 受精　3. 卵裂　4. 植入　5. 胎膜　6. 胎盘屏障
7. 蜕膜

五、简答题

1. 透明带反应是什么？